Mi è andata di culo

Arturo Amoroso

Mi è andata di culo

Il viaggio di un chirurgo plastico
tra bellezza esterna e crescita interiore.

Titolo | Mi è andata di culo
Autore | Arturo Amoroso
Illustrazioni | © Michela di Cecio
Copertina | © Guglielmo Bottone
Impaginazione | Bookst

https://www.arturoamoroso.it/
@dottarturoamoroso
info@arturoamoroso.it

https://www.inmanisicure.org/
@inmanisicure
info@inmanisicure.org

A Sasha...

Le incontri per caso le persone speciali.
Poi scopri che ne avevi bisogno.
Poi scopri che non è un caso.
(Francesca Virgulto)

Indice

Prefazione

di Vincenzo Perone

Finito d'un fiato questo libro mi tornano in mente un po'
Giorgio Caproni e un po' Antoine de Saint-Exupéry.

"Quello che è importante, non lo si vede (...) Se tu vuoi
bene a un fiore che sta in una stella, è dolce, la notte, guardare
il cielo. Tutte le stelle sono fiorite", in uno dei dialoghi del
"Piccolo Principe" affiora la potenza dello stupore e
l'importanza dell'invisibile agli occhi.

"Ah, giovinezza, come fu fragile il vento, fra i rami, della
tua voce. Le corse, le sassaiole (...) le risse per amore (...) Oh,
altezza mai più raggiunta dal fuoco del cuore. Ti penso col
mio linguaggio di allora, ma a freddo, lo sento dal suono -sul
marmo- di moneta falsa. Oh, stanchezza, stanchezza!", quanto
bella, cupa e meditabonda ricompare la fuggente giovinezza
nella poesia di Caproni.

E forse davvero gli è andata di culo ad Arturo Amoroso

cui va tributato un sincero chapeau per questo romanzo che plana leggero su una giovinezza non banale e una maturità non scontata, squadernata passo passo in una storia tal volta auto-biografia non autorizzata da quell'indomito diavolo in corpo schiacciato dall'angelo che ha portato il giovane chirurgo Andrea dritto a un liberatorio soffio dell'anima. Una novella che vuole accarezzare mente e cuore, un racconto descrittivo, a tratti cronachistico altri rievocativo di un avvincente tratto di strada. Scorticante, riflessivo, una sfida narrativa di un giovane chirurgo plastico meno estetizzante e più esteticamente umano -come categoria dello spirito- che ci si può imbattere di incontrare tra Nola, Napoli, Parigi, Madrid. E soprattutto Porto Alegre, la più sbalorditiva città carioca che il caleidoscopio degli occhi ora allegri, ora tristi e curiosi di uno sbarbatello della provincia che voleva fare il chirurgo avrebbe potuto incrociare nelle sue due vite, quella abbarbicata alla cabina di quell'aereo sospeso sull'infinito, un po' fuga e un po' confessionale, che lo riporta sempre nel Brasile materno. E quell'altra vita, abborracciata e stanca di una frusta famiglia del Sud, piccolo borghese nei sentimenti dopo aver vissuto gli stenti di avi che zappavano, figliavano e alla buona vivevano avari di una carezza e di un bacio e soprattutto senza un bicchiere di rosso Malbec, che assaporato avido tra parole e risate su un divano di una casa rupestre porto-alegrense hanno foggiato Andrea, prima studente affamato che esplora paradisi e demoni, e poi viaggio dopo viaggio lo hanno visto farsi uomo ancora incredulo in quell'ingenuo vagabondare. Che, pagina dopo pagina, si racconta maneggiando sicuro in una miscellanea di eccitazioni e trepidazioni il bisturi dell'armonia con quell'amara e soave ritrosia di chi sa dire alle sue *mulheres* anche no, questo matrimonio estremo di forme esteriori per il bene della mente prim'ancora che per la sfuggevole bellezza proprio non s'ha da fare.

Ma nulla riecheggia Don Rodrigo, chirurgo per passione di una medicina che scorteccia le pieghe di superficie e fa venire a galla il malessere profondo, un po' eretico come Giordano Bruno, filosofo di origini nolane messo al rogo per il suo naturalismo rinascimentale troppo iconoclasta, Andrea, figlio per scelta positivista di una madre affettuosamente lontana e un padre austero nelle emozioni che contano, si imbatte per caso che diventa destino nella parte più dolce, abissale e canaglia di sé, e di ognuno di noi: il senso di famiglia non biologica ma empatica, passionale, introspettiva. Dove il conversare semplice, anche stupido e banale con la coinvolgente Valkiria e il rincorrersi e abbracciarsi e percularsi e rincontrarsi e fare l'amore platonico come fratelli non di sangue con addosso la stessa maglietta slabbrata della non opulenza brasiliana di Duda, figlio di una Viktoria per sempre, debole e forte Che Guevara, lo innalzano nella più innocente inconsapevolezza nella cerchia di chi sfiora con delicatezza l'esistenza. Per poi ripiombare in quel ruvido viottolo scorciatoia di campagna mentre Bernardo il tassista che gli caccia l'anima col bisturi -e lo lascia appiedato per una ruota squarciata- gli consegna come se non fossero bastate le prove serbate nel tempo la strabiliante *brotherhood* di Duda.

E mentre si materializza l'altra faccia di se stesso quando guardava per strada eccitato le pubblicità dell'intimo indossato sui cartelloni giganti da modelle perfette nel lato b come Brasile e bramava di plasmarle sulle donne desiderose di un sedere da urlo, in un baleno di un *flash-back* che riavvolge una vita si perde e si ritrova la fantasmagoria catartica di occhi nudi e schietti di cinque perfetti sconosciuti: Duda, il fratello brasiliano, sua mamma Valkiria, musa ispiratrice, amante ideale e madre innaturale, e poi Beto, André e Rafael, che calcetto dopo calcetto, pastel dopo tortelli di pastel, gli lasciano in dote per umano contagio che in questa vita il più fottuto andargli di culo è stata (ed è) la libertà e la magia di un incontro.

Premessa

Andrea andò per la prima volta in Brasile a ventiquattro anni. Era il 2003, stava per laurearsi in medicina e aveva voglia di esplorare il mondo.

All'aeroporto di Porto Alegre era entusiasta. Il caldo aumentava ad ogni passo verso l'uscita, ma l'unica cosa che sentiva era il suo cuore che batteva sempre più forte. Quando si aprirono le porte automatiche la temperatura era ai massimi storici. Ma la felicità di essere arrivato in Brasile ebbe la meglio su tutto.

Uscito con il sorriso a trentadue denti, si ritrovò tra una folla di turisti che camminavano veloci in tutte le direzioni. Il sole splendeva e tutto sembrava in festa.

Tra la folla vide un uomo e una donna sulla sessantina con un cartello con scritto il suo nome. L'uomo aveva una polo a righe orizzontali bianche e blu sopra un bermuda beige. Era leggermente più alto della moglie al suo fianco. Lei indossava un vestito a fantasia blu e lilla ed era più tondetta nei lineamenti rispetto al marito. Insieme formavano un bel quadretto. Andrea si avvicinò e capirono che era lui la persona che stavano aspettando.

Nella foto inviata dall'Università, Andrea aveva un taglio di capelli diverso e la barba leggermente più lunga. Prima di partire aveva deciso di darsi una sistemata, così quello che avevano davanti ora sembrava una versione più giovane di quello nella foto. Era sempre così quando decideva di accorciare i capelli e radersi totalmente la barba. Anche la mamma, per un attimo, aveva pensato di essere tornata indietro nel tempo.

Le due persone che lo stavano aspettando all'aeroporto si chiamano Beto e Valkiria. Erano le persone che lo avrebbero ospitato nei suoi sei mesi di Erasmus in Brasile.

Appena Andrea fece capire loro di essere lui, lo accolsero sorridenti e lui cercò di sorridere più forte di loro, ma sembravano imbattibili.

«Andrea, finalmente...» disse Valkiria un attimo prima di abbracciarlo.

Non sapeva cosa fare, non si aspettava così tanto affetto.

«Sono molto felice...» gli disse mentre continuava a stringerlo affettuosamente.

Andrea si sentì in imbarazzo ma quell'accoglienza lo riempì di gioia.

«Sono molto felice anche io» riuscì a dire nel suo portoghese incerto.

Valkiria mollò la presa e lo guardò con il sorriso che le riempì la faccia. Il suo volto tondo con le guance piene gli trasmise da subito un affetto materno.

«Piacere Beto» disse il marito porgendogli la mano. «Piacere Andrea» gli rispose con la stretta di mano. Anche lui aveva un sorriso che trasmetteva serenità. Andrea cercò di ricambiare con la sua espressione più allegra.

Oggi, quando Andrea ripensa a quella prima immagine di Beto e Valkiria che lo accolgono sorridenti all'aeroporto, si emoziona. Gli sembra di vederli ancora chiaramente, come se avesse scattato una fotografia e l'avesse conservata nei ricordi. Gli ha voluto bene fin dal primo momento. Per sei mesi sono stati i suoi genitori brasiliani e l'affetto che ha ricevuto da loro è stato inestimabile.

Mentre posava i suoi bagagli in auto, Beto sorrise. Mentre il marito guidava, Valkiria si girò e gli sorrise. Per strada parlarono del più e del meno, gli indicavano luoghi che si vedevano fuori dal finestrino e ogni conversazione finiva con un sorriso. Andrea si guardava attorno e tutto gli appariva nuovo. I palazzi, le strade, le persone.

Arrivati alla loro casa, Beto e Valkiria continuavano a sorridere. Andrea avrebbe potuto giurare che non avevano mai smesso per tutto il viaggio dall'aeroporto a casa.

«Così vi vengono le rughe!» stava per dirgli! Deformazione professionale.

Per fortuna riuscì a resistere. Quei sorrisi furono importantissimi e lo accompagnarono per tutti i sei mesi trascorsi a casa di Beto, Valkiria e dei loro tre figli, persone splendide che presto divennero la sua famiglia brasiliana.

Sorrideva anche lui quando tornò per la seconda volta in Brasile. Era il 2005 e si era appena laureato. Non sapeva ancora cosa fare. La specializzazione non era una scelta facile. Gli serviva valutare le diverse opportunità. Così tornò a Porto Alegre per altri sei mesi. Lì, oltre alla sua famiglia brasiliana, c'erano tante persone e colleghi con i quali aveva stretto un legame importante, anche dal punto di vista professionale. Era il posto perfetto dove approfondire i suoi studi e ricevere i consigli giusti. Anche questa seconda manche - anche questa di sei mesi – fu un'esperienza magnifica di cui conserva dei fantastici ricordi.

Vicino allo svuotatasche in salotto ha una foto di sé in Brasile con un gruppo di colleghi del tempo. Indossa un berretto azzurro come il pantaloncino, una camicia di lino bianca e sta salutando con la mano. Il suo sorriso brasiliano, come sempre, stampato sulla faccia.

Una settimana fa, dopo quasi vent'anni dal primo viaggio e diciotto dal secondo, Andrea è uscito di casa con le valigie in mano e ha ricambiato il saluto al sé stesso nella foto.

Per la terza volta nella sua vita, è partito per il Brasile. È tornato nella terra che lo aveva accolto quando era appena uno studente ma in un ruolo completamente opposto: per tenere una conferenza a un gruppo di studenti e colleghi.

Come cambiano le cose!

Oggi Andrea è un chirurgo plastico e il ritorno a Porto Alegre è stata un'altra tappa entusiasmante del suo rapporto con quella città incredibile.

Tra treni, aerei, taxi, ritardi e batterie scariche, il tragitto è stato ricco di volti, fermate e ostacoli.

È partito per tenere una conferenza, ma il viaggio è stato soprattutto un volo tra i ricordi. Tutto ciò che ha visto, anche solo di sfuggita, gli ha riportato alla mente episodi che neanche pensava di ricordare.

Tra pazienti, luoghi e mete indimenticabili, la scatola dei ricordi si è aperta ed è iniziato un altro viaggio, ancora più appassionante.

Oggi Andrea è tornato a casa e ha ripensato a tutto ciò che gli è capitato durante questo terzo viaggio in Brasile.

Così eccolo qua, pronto a portarvi con sé in un viaggio nella terra che lo ha accolto con affetto e lo ha reso quello che è oggi. Sarà una passeggiata tra luoghi bellissimi e persone meravigliose con in mezzo un sacco di storie e ricordi. Questo racconto farà da guida in una storia che in parte prende ispirazione da quella dello scrittore. Perché ogni storia ha bisogno di un'ispirazione. Tra fatti, ricordi e qualche allegro imprevisto ci avventureremo nell'emozionante viaggio che ha portato Andrea dall'Italia al Brasile.

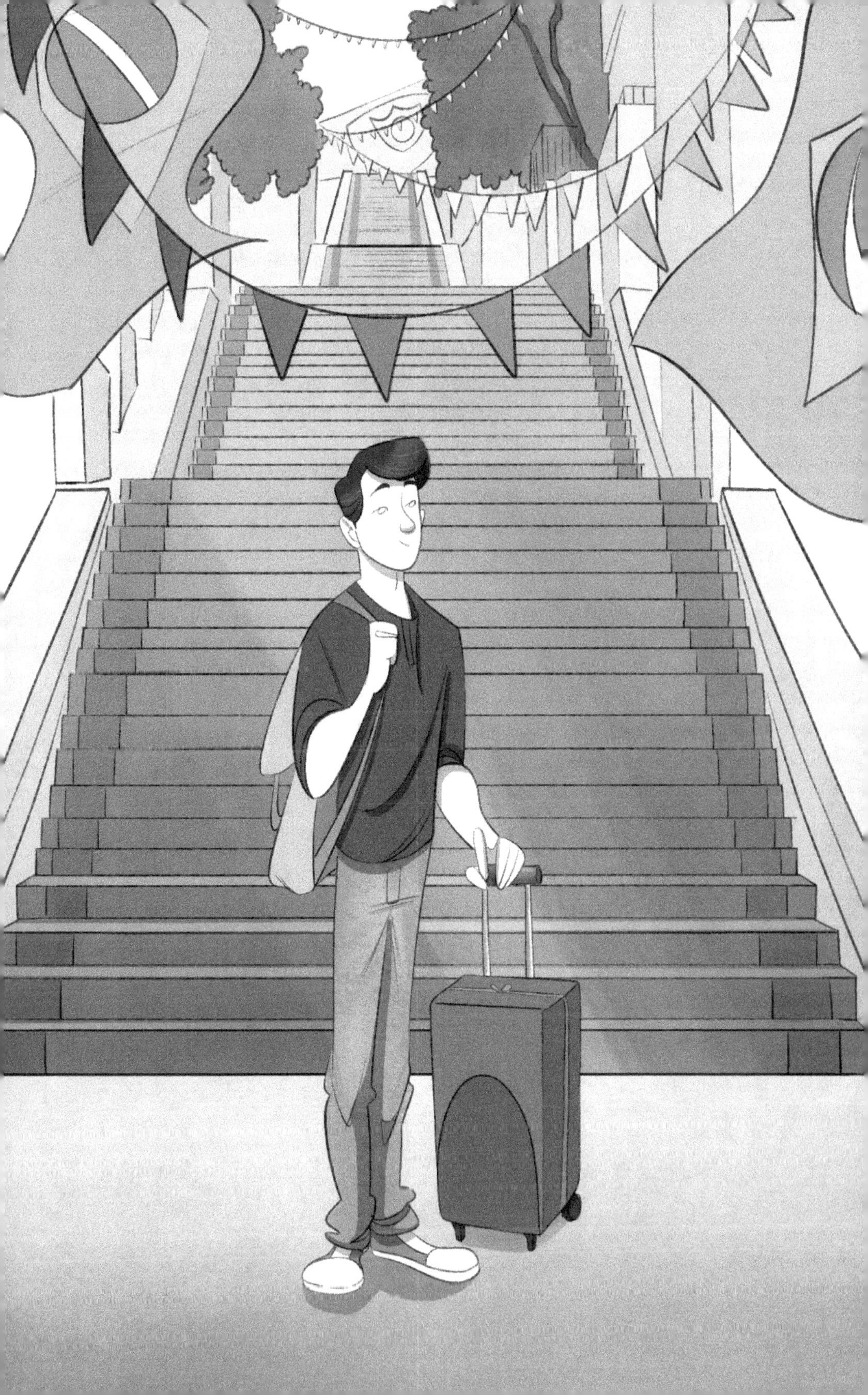

1. Sogni di samba: l'inizio di un'avventura brasiliana

La prima volta in cui Andrea andò in Brasile era il 2003 ed era uno studente di medicina. Aveva fatto domanda per un programma Erasmus ed era stato accettato.

L'estate precedente il Brasile aveva vinto i Mondiali e quando uscì il bando Erasmus Andrea non ebbe dubbi su quale meta scegliere. Forse era convinto che avrebbe incontrato Ronaldo appena sceso dall'aereo. Nei sei mesi in Brasile vide tante persone, ma tra queste di sicuro non c'era il campione brasiliano.

Inizialmente scelse di andare in Brasile semplicemente perché, come tutti, sapeva che era una terra splendida, piena di cose meravigliose. Gli era sempre piaciuto viaggiare e il Brasile era una delle mete che prima o poi avrebbe voluto raggiungere. L'idea di poterci andare per un periodo più lungo e non solo come turista gli sembrò un'occasione da non perdere. Avrebbe potuto fare una vacanza di sei mesi! Certo, doveva anche studiare, ma quello sarebbe venuto da sé. Non era mai stato un secchione ma aveva sempre fatto il suo dovere. Non lo preoccupavano le distrazioni. Aveva sempre fatto in modo da viversi appieno tutte le esperienze e dare il giusto spazio allo studio. Sarebbe andato in un luogo completamente diverso dall'Italia e avrebbe allargato i suoi orizzonti. Era un'opportunità unica!

«Non potevi scegliere un posto più vicino?» gli aveva chiesto sorpresa sua mamma.

«Una volta che parto voglio farlo per bene!» le aveva risposto sorridendole.

«Non distrarti troppo dallo studio» tagliò subito corto il papà.

«E lascialo stare, se non le fa adesso queste esperienze non le fa più...».

«Ma se gli hai appena detto di non andare troppo lontano!»

«Solo perché così è più facile andarlo a trovare...»

«Lo vedi che allora sei tu che non lo vuoi lasciar stare?» le rispose il papà sorridendo.

La mamma di Andrea fece finta di non sentirlo e si rivolse di nuovo a lui. «E chi sono queste persone da cui vai a vivere? Le hai già conosciute?»

«Non ancora, è l'università a occuparsi di tutto. Li conoscerò una volta arrivato lì. So che i due genitori si chiamano Beto e Valkiria e hanno tre figli: Rafael, André, Duda»

«E se non ti trovi bene?»

«E lo vuoi lasciare stare?» intervenne il padre che continuava a scherzare.

«Mamma, non ti preoccupare. Starò benissimo» La mamma lo aveva guardato con gli occhi lucidi ma era riuscita a trattenersi.

«Quindi tu stai lì per sei mesi e dopo ospitiamo noi uno dei loro figli a casa nostra?» aveva chiesto il padre.

«Si, Andrea, ha la mia stessa età».

«È una bella cosa... Però mi raccomando, non togliere tempo allo studio!».

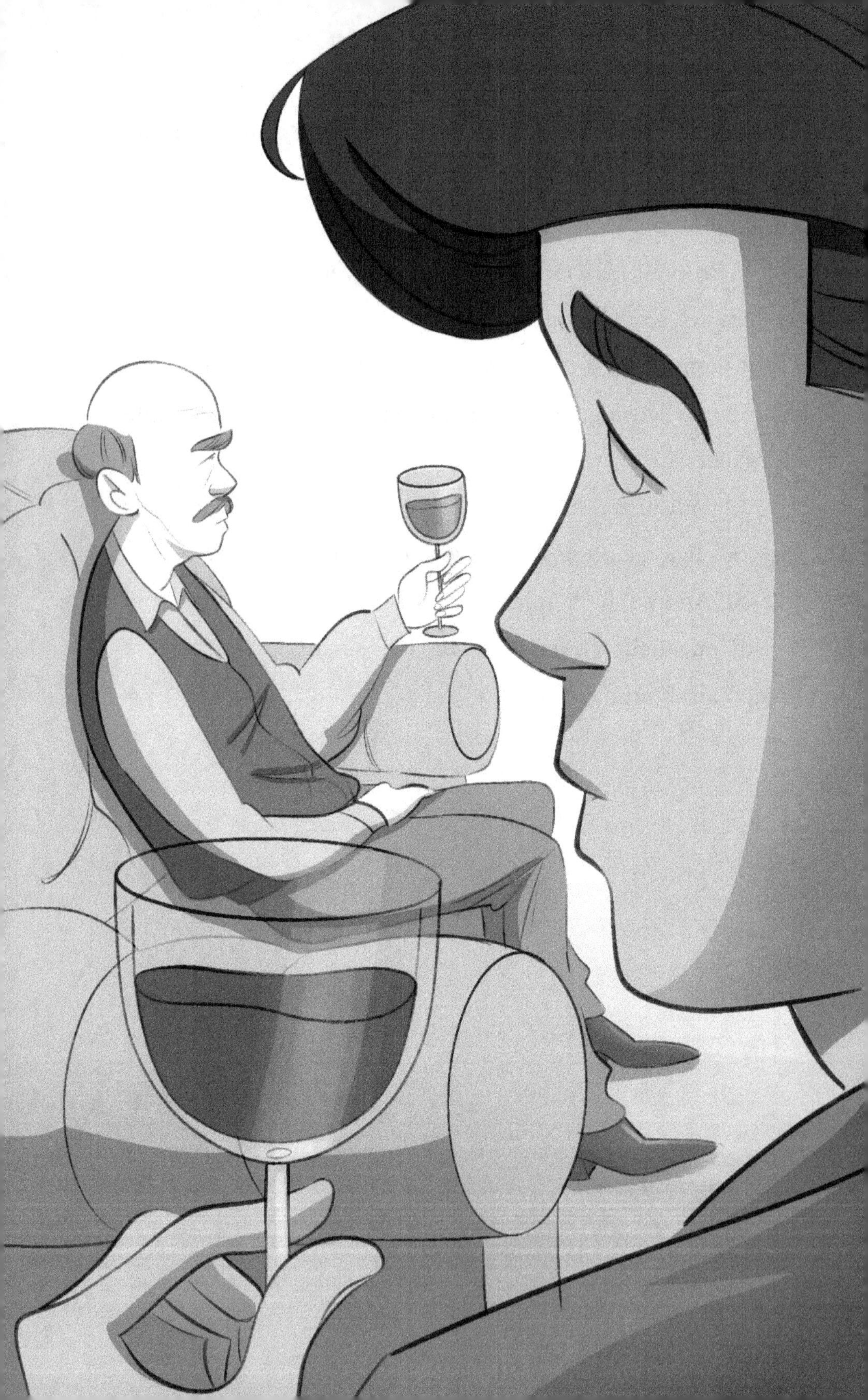

2. Le aspettative di un padre: la scelta di Andrea

Il papà di Andrea ha sempre tenuto molto allo studio. Anche lui è un medico e sa benissimo quanto impegno ci vuole per diventarlo. Gli ricordava sempre che doveva impegnarsi, che nessuno gli avrebbe regalato niente. Lui è un medico generico e quando il figlio gli disse che voleva studiare anche lui medicina era sembrato felice. Trovava bello che il figlio proseguisse nel percorso che lui aveva avviato. Al momento giusto avrebbe raccolto la sua eredità. Quando gli anni non gli avrebbero più permesso di proseguire, si sarebbe messo il cuore in pace, ci sarebbe stato Andrea ad occuparsi dei suoi pazienti. Una sera lo raggiunse nel suo studio, gli dette una mano con le ultime visite e quando l'ultimo paziente fu andato via gli comunicò che voleva parlargli.

«Tu e Lisa avete deciso di fidanzarvi?» aveva detto per smorzare.

Lisa era la ragazza con cui Andrea usciva in quel periodo

e al papà piaceva molto. Ma non avevano alcuna intenzione di iniziare una relazione e lui lo sapeva bene. Così ci scherzava su.

«No, è un'altra cosa...» gli rispose il ragazzo sorridendo.

Poi cercò di ritornare serio per pensare bene alle parole da usare. Conosceva il suo pensiero riguardo la medicina e non sapeva come avrebbe preso quello che stava per dirgli.

Per il padre fare il medico era sempre stato un qualcosa di profondo dal punto di vista emotivo. Vedeva il ruolo del medico come quello di un santone, del capo villaggio. Come colui che si occupa di curare il suo popolo, la sua piccola cerchia. E la chirurgia con tutto ciò non c'entrava nulla. Come l'avrebbe presa?

«Ho deciso di fare chirurgia» gli disse senza fare troppi giri di parole.

Il padre lo guardò sorpreso, poi si prese qualche minuto per assorbire il colpo.

«Il chirurgo...» aveva detto sottovoce mentre finiva di elaborare i pensieri.

Guardò Andrea di nuovo e gli sorrise. «Il chirurgo quindi...»

«Sì pà, il chirurgo, hai capito bene...»

E intanto continuava a guardarlo con un leggero sorriso. Cercava di non far vedere che era preoccupato. Andrea lo conosceva bene, avevano sempre avuto un ottimo rapporto, e quando una cosa lo preoccupava faceva così. Con la bocca accennò un sorriso mentre gli occhi attenti, scrutavano a fondo e cercavano di capire.

«Lo so che non è una strada facile...» gli disse per prendere in mano la conversazione. Era deciso a fargli capire che non era una decisione presa così su due piedi, che aveva valutato bene il tutto.

«Penso sia la scelta giusta. Ci ho riflettuto a lungo...»

«Va bene» disse all'improvviso interrompendo il suo silenzio. Tornato dritto si poggiò sullo schienale della poltrona.

«Tutto qua? Pensavo non fossi d'accordo...»

«E che ci sta da non essere d'accordo? È una scelta tua»

Lo aveva spiazzato. Così lo guardò cercando di capire se non stesse bluffando.

«Se sei veramente convinto allora provaci, non voglio fermarti...»

La verità è che anche lui aveva paura di non farcela, ma non c'era altro modo per scoprirlo se non provandoci.

«Ce la posso fare» affermò.

«Lo so» gli rispose sorridendo. Si alzò, si tolse il camice e uscirono dallo studio.

Chissà quanto aveva fantasticato pensando al fatto che avrebbe preso posto nel suo studio e quanto questa cosa lo avesse fatto star bene. Andrea si sarebbe potuto occupare, come lui, della "medicina legale" e mandare avanti lo studio di famiglia. Ma alla fine aveva accettato la sua scelta e lo aveva appoggiato. Poco dopo iniziò anche a prenderlo in giro.

«Vuoi fare il grande chirurgo, ma chi sei, Caldarelli?» diceva per stuzzicarlo.

Ogni giorno il padre gli faceva delle domande per metterlo in difficoltà, per capire se fosse ancora convinto e se quello che stava studiando gli piaceva.

Una sera avevano aperto una bottiglia di vino rosso che un paziente gli aveva portato da non si sa dove e si trattennero sul divano a guardare la tv. La mamma era troppo stanca ed era andata a dormire subito dopo cena. Il padre, che quella sera era un po' brillo, aveva attaccato con il discorso sulla medicina generica, sui limiti che dovrebbero porsi i medici e - cosa che non avrebbe mai fatto da sobrio - gli aveva confessato di essere un po' preoccupato delle sue velleità oltre i suoi confini.

«Io invece credo...» aveva iniziato Andrea per spiegargli le motivazioni della sua scelta, quando si era accorto che il padre si era addormentato. Bevve l'ultimo sorso dal suo calice ed andò a dormire.

Quando il giorno dopo ci ripensò, capì che il papà era solo preoccupato che potesse fallire. Che gli sarebbe piaciuto e lo avrebbe fatto stare più tranquillo averlo più vicino a lui, nei confini di un territorio limitato. Per questo non vedeva di buon occhio le sue velleità verso la chirurgia. Inoltre, sapeva bene che per un giovane della provincia emergere è ancora più difficile rispetto a chi di partenza ha qualcuno cui appoggiarsi, magari in una città e con una clientela e uno studio già avviati in quella branca. Quindi il suo atteggiamento era stato anche una sorta di protezione, un tentativo per attutire un suo possibile fallimento. Aveva paura che potesse fallire nei suoi propositi di diventare un chirurgo.

Però, per Andrea, la protezione del padre, era una sfida. Più tentava di fargli capire che probabilmente non avrebbe potuto farcela e più alimentava il suo desiderio di dimostrare il contrario. Questo fu il leitmotiv di tutta la sua carriera: superare lo scetticismo e queste sfide. Così fece di tutto per dimostrarglielo e, per questo motivo, il suo percorso di studi è sempre stato anche un percorso di sfida. Il fatto di provenire da una famiglia di medici lo spinse ancora di più a fare del suo meglio. E quando iniziò a studiare per diventare un chirurgo, capì che aveva fatto la scelta giusta.

Alle provocazioni del padre talmente divertenti Andrea non riusciva a trattenersi dal ridere. Ma in generale gli piaceva l'idea di potergli dimostrare che ce la poteva fare e glielo diceva.

Anche perché in fondo sapeva che lui lo appoggiava.

Alla fine, superò ogni aspettativa e suo padre dovette ricredersi, ma fu una sorpresa anche e soprattutto per Andrea perché, dietro la sua sicurezza e determinazione, si nascondeva il timore di non riuscire a raggiungere gli obiettivi che aveva dichiarato. Anche perché l'idea di diventare un chirurgo estetico l'aveva metabolizzata giorno dopo giorno. La sua idea iniziale era di occuparsi di chirurgia generale, ma gli eventi e le circostanze lo avevano aiutato a capire quale fosse la sua vera aspirazione che, probabilmente, già maturava dentro di sé da tempo: diventare un chirurgo estetico.

Questo ebbe modo di capirlo col tempo durante tutto il suo percorso di formazione, e il Brasile fu una tappa decisiva. Il primo viaggio, a ventiquattro anni, fu una sorpresa anche per lui, non si aspettava che quel luogo diventasse una fonte d'ispirazione così forte e gli rimanesse così impresso nel cuore.

3. Ritorno in Brasile: un viaggio di crescita

Dopo la prima esperienza, in Brasile, Andrea ci tornò altre due volte. L'ultima pochi giorni fa ed è stata la chiusura di un cerchio. Ogni viaggio ha dato ad Andrea esperienze diverse, ma il filo che li lega è la sua carriera. La prima volta era solamente uno studente, la seconda stava per iniziare la specializzazione, oggi - che è stata la terza – è tornato in Brasile come chirurgo plastico.

Quando tre mesi fa lo hanno chiamato per invitarlo a Porto Alegre per tenere una conferenza, era sorpreso. Ha pensato subito a uno scherzo del destino. Così ha accettato senza pensarci due volte e già si vedeva nei posti dove era stato molti anni prima.

«Pensavamo che lei potrebbe occuparsi dei glutei...» gli aveva detto la voce femminile al telefono.

«Ah sì, i glutei!» aveva esclamato ancora con la testa tra

le nuvole.

«Le andrebbe bene? Ha tutto il tempo per rifletterci...»

«Sì sì, va bene, mi piacciono. Cioè, intendevo, va benissimo come argomento» aveva detto cercando di riparare alla figura che aveva appena fatto.

«Ne siamo felici. Le invieremo una mail con tutti i dettagli del viaggio...» e la voce aveva iniziato a elencargli una serie di cose che avrebbe trovato nella mail.

Così, una settimana fa, ha chiuso la valigia ed è uscito di casa.

Il padre si è offerto di accompagnarlo in stazione.

«In memoria dei vecchi tempi Andrè» gli ha detto. E subito gli sono tornate in mente tutte le volte in cui, da ragazzo, lo aveva accompagnato a prendere treni, aerei o traghetti. «Partiamo un po' prima, così se capita qualche imprevisto siamo comunque in orario».

«Ma da San Sebastiano non ci vogliono neanche venti minuti...» ha provato a dirgli.

«Meglio prima che dopo».

Anche quest'altra frase gliel'ha sentita dire una marea di volte e ormai è inutile controbattere.

«Ti ricordi dove abito?» gli ha chiesto per prenderlo in giro.

«Forse sì. Male che va te la fai a piedi» gli ha risposto

ironicamente.

«Ci vediamo domani».

«Ciao pà».

E così sono arrivati in stazione con un'ora di anticipo.

«Stai attento!»

«Ma sto andando in Brasile pà...» gli ha risposto. «È la mia seconda casa!».

«Non ti dimenticare di casa tua però».

Il papà sa benissimo quello che significa il Brasile per lui ma ci tiene sempre a raccomandarsi per qualcosa. Alla fine a casa è sempre tornato e in perfetta salute. Ma, anche se ormai ha quarantatré anni, si è sposato e nella sua vita è stato spesso in viaggio, in fondo è sempre un po' preoccupato.

Non c'è niente da fare, i genitori guardano sempre i figli come se fossero ancora bambini.

Lo ha salutato ed è entrato nella stazione di Napoli.

«Ci vediamo tra una settimana».

Sul tabellone non c'era ancora il suo treno, ma sarebbe stato strano il contrario visto che mancava ancora un'ora. Così è andato a sedersi.

La stazione non è totalmente chiusa e in alto passa un filo di vento che arrivava fino al posto dove era seduto e ogni tanto gli dava la giusta dose di freschezza. Ha chiuso gli occhi e si è rilassato pensando al fatto che stava tornando in

Brasile e niente può andare storto. Deve solo stare attento a non rilassarsi troppo e a non addormentarsi. È vero che ormai di treni ne ha presi così tanti da poterli quasi prendere a occhi chiusi, ma non fino a questo punto.

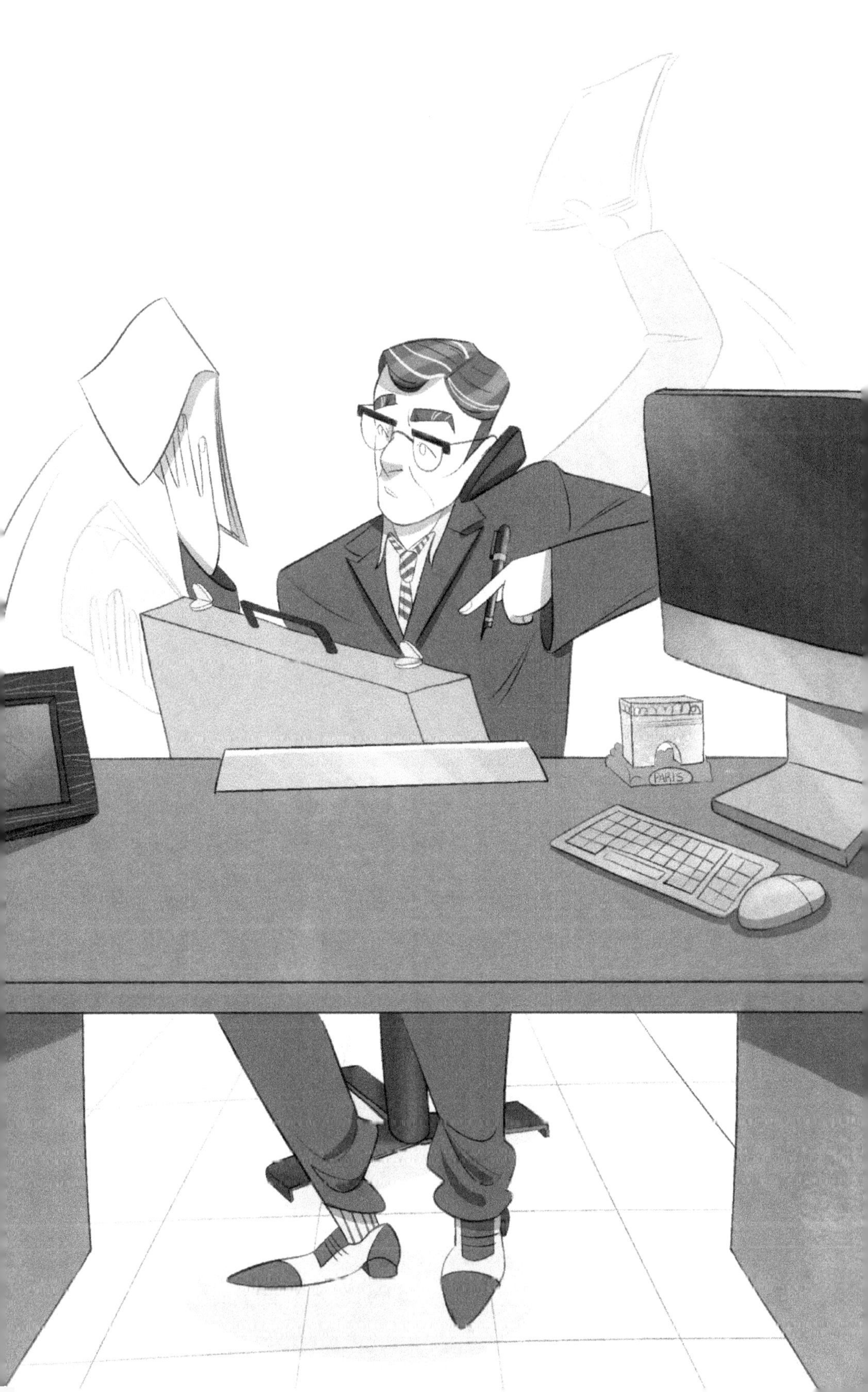
PARIS

4. Il Disordine di Erman: una lezione di vita

Era molto tranquillo, il viaggio verso Rio è sempre stato emozionante e pensava già a quello che avrebbe fatto all'arrivo - oltre a tenere la conferenza ovviamente!

Davanti a sé vedeva passare molte persone. Alcune di loro andavano di fretta, altre erano ferme all'impiedi davanti al grande tabellone centrale, altre ancora camminavano completamente spaesate. La voce dell'altoparlante, che annunciava i treni, faceva muovere gruppi di persone verso la zona d'ingresso ai binari. Nello stesso momento, numerosi passeggeri scendevano dal treno e uscivano nella direzione opposta. Questo grande via vai di persone generava molti suoni e rumori e un grande vocio. Andrea osservava quel caos dal suo posto dove attendeva seduto l'orario di partenza del suo treno. Era così sereno che anche quella confusione gli sembrava piacevole e soprattutto sembrava tutto sotto controllo. Alla fine, ognuno trovava il suo ingresso, il suo treno, i suoi familiari o amici che aspettavano in stazione. Alla fine, tutto andava nel verso giusto perché era così che doveva andare. Quello che poteva sembrare caos, in realtà era l'ordine della stazione. È in quell'istante che gli è venuto in mente Erman!

Erman è stato un suo paziente molto simpatico ma anche molto disordinato.

«Ognuno ha il suo ordine!» gli aveva detto una volta mentre cercava un foglio nella sua ventiquattrore.

Erman era caotico in tutto quello che faceva, ma riusciva comunque a tenere tutto sotto controllo. Di lavoro fa l'avvocato e la prima volta che l'ha incontrato Andrea ha dovuto ammettere di aver avuto dei dubbi sulla sua professionalità. Quando ha imparato a conoscerlo invece ha capito che quello era il suo modo di fare e che nella confusione di chiamate e di carte che estraeva continuamente dalla valigetta, non si scomponeva mai e arrivava sempre al dunque. Nella folla di persone che passavano nella stazione, lui avrebbe trovato senza difficoltà il suo treno mentre al telefono parlava con un cliente e nello stesso momento mostrava il biglietto ai controlli.

Se lo immaginava così, che superava l'ingresso e riprendeva a parlare con il cliente senza difficoltà. Saliva nella sua carrozza, posava la valigia e prendeva posto senza perdere il filo del discorso. Poi si sedeva e tirava fuori fogli e fogli di documenti per controllare qualcosa. Trovava quello che gli serviva più velocemente di una ricerca su Google e concludeva la chiamata. Alzava lo sguardo e ritornava a ciò che stava facendo prima di mettersi a telefono, senza dare segni di distrazione.

Quello che Andrea ha descritto è più o meno in linea con l'ingresso di Erman nel suo studio. L'ha accolto alla porta e si sono presentati. Mentre lo seguiva nello studio aveva ricevuto una prima chiamata ma aveva evitato di rispondere.

«Possono aspettare...» ha detto ammiccando.

Poco dopo, quando erano già seduti alla scrivania e avevano iniziato a parlare di un possibile intervento da fare, all'ennesima chiamata si è scusato e ha risposto.

«Sono dal chirurgo» aveva detto per tagliare corto. Poi però aveva ascoltato la richiesta e aveva consultato velocemente dei documenti. Un foglio gli era caduto e prima che Andrea avesse il tempo di farglielo notare si è abbassato di lato per raccoglierlo senza neanche guardare, mentre al telefono riferiva le informazioni che aveva letto sui fogli.

Andrea aveva atteso in silenzio che terminasse la chiamata. Lo divertiva vedere il modo automatico in cui faceva le cose. In quel disordine di carte, appunti, penne e conversazioni a telefono, lui restava sempre, inspiegabilmente, ordinato. Al suo posto chiunque avrebbe messo una tuta per stare più comodo mentre faceva tutte quelle acrobazie. Invece lui indossava sempre un completo, con tanto di cravatta e fermacravatta. Orologio al polso, calzini tinta unita scuri e un paio di scarpe leggermente lucide perfettamente pulite. Un vestiario estremamente ordinato. Mai una cosa fuori posto. Andrea si chiedeva come fosse possibile visto il modo in cui faceva il resto delle cose, ma al tempo stesso ne era affascinato. Probabilmente aveva un ferro da stiro portatile sempre con lui altrimenti non si spiegavano quei vestiti sempre perfettamente in ordine. Il suo modo di fare però contrastava con l'aspetto. Era come se entrasse in un tornado per poi uscirne senza riportare danni. A volte sembrava avere addirittura quattro braccia. Con una teneva la valigetta, con un'altra la pila di documenti, con la terza cercava quello che gli serviva e con l'indice della quarta mano trovava la parte che gli interessava. Il telefono lo teneva tra la spalla e la testa ripiegata di lato.

Chiusa la chiamata, ha alzato lo sguardo verso Andrea e ha ripreso a parlare dell'intervento come se non fossero mai stati interrotti. Con la calma più assoluta.

Erman soffriva di ginecomastia, l'aumento del volume delle mammelle. Aveva combattuto l'obesità e dopo aver perso peso si era ritrovato con questo problema. Arrivava da

Andrea già deciso a sottoporsi all'intervento e subito ha accolto positivamente ogni suo consiglio. Col tempo, i confronti con Erman hanno riguardato ogni altro argomento piuttosto che l'operazione in sé.

«Dobbiamo farci una bella cena come si deve» gli diceva Andrea per metterlo alla prova.

«Per me pure stasera dottò» rispondeva divertito per stare al gioco.

«Direi che è meglio farla dopo l'operazione»

«E allora che mi invita a fare?»

«Mi era venuta fame...»

«Eh, non lo dica a me dottò. Sono più di due anni che combatto la fame e guardi come mi sono conciato: costretto a farmi operare al seno!»

Era impossibile trattenersi dal ridere!

Erman è una delle persone più autoironiche che Andrea abbia mai incontrato.

Fino a un attimo prima dell'intervento scherzava e faceva ironia sul fatto che aveva perso molto peso e sulla condizione in cui si era ritrovato.

«Ma le cicatrici possiamo farle anche personalizzate?» gli aveva chiesto a un certo punto. Andrea l'ha guardato spaesato non sapendo cosa rispondere. Poi fortunatamente il suo telefono ha preso a suonare.

«Sto scherzando dottò» gli ha detto sorridendo e ha risposto alla chiamata.

Dopo l'intervento Andrea ed Erman sono veramente andati a cena insieme.

«Un po' mi manca il mio seno... pensa che ci farò presto l'abitudine dottò?»

«Se vuoi posso fartene uno ancora più grande di quello che avevi».

«Ci penso e le farò sapere...» gli aveva detto con una serietà che, se non l'avesse conosciuto a fondo nei mesi precedenti, sarebbe stata fraintendibile. Così Andrea non ci è cascato.

È stata una serata molto divertente. Erman era caotico anche nell'ordinare. Con la scusa che Andrea era suo ospite, aveva ordinato lui per entrambi. Agli antipasti Andrea era già sazio e la tavola era una confusione di piatti vuoti.

«Ora possiamo iniziare a mangiare» gli ha detto quando ha notato che era già sfinito.

La serata è proseguita tra un bicchiere di vino e le solite piacevoli chiacchierate.

Con Erman ogni tanto, Andrea si sente ancora, ma spesso, mentre sono in chiamata, capita che Erman ne abbia un'altra in entrata e scusandosi chiude frettolosamente. Pochi minuti dopo lo richiama «per salutarti come si deve» dice, e Andrea ricambia con affetto.

Col tempo, il suo modo di fare, ha trasmesso serenità anche ad Andrea. È tutto così sincronizzato da sembrare perfettamente ordinato, proprio come il caos della stazione di Napoli in cui aspettava il suo treno.

Andrea si sentiva decisamente pronto a tornare in Brasile. È come quando torni a casa da una vacanza e segui il navigatore, poi inizi a riconoscere le strade e capisci che lo puoi togliere. Così era per lui la strada per il Brasile che partiva dalla stazione di Napoli. Si sentiva veramente bene ed era pronto a tornare nella terra che lo aveva accolto per la prima volta diciannove anni prima.

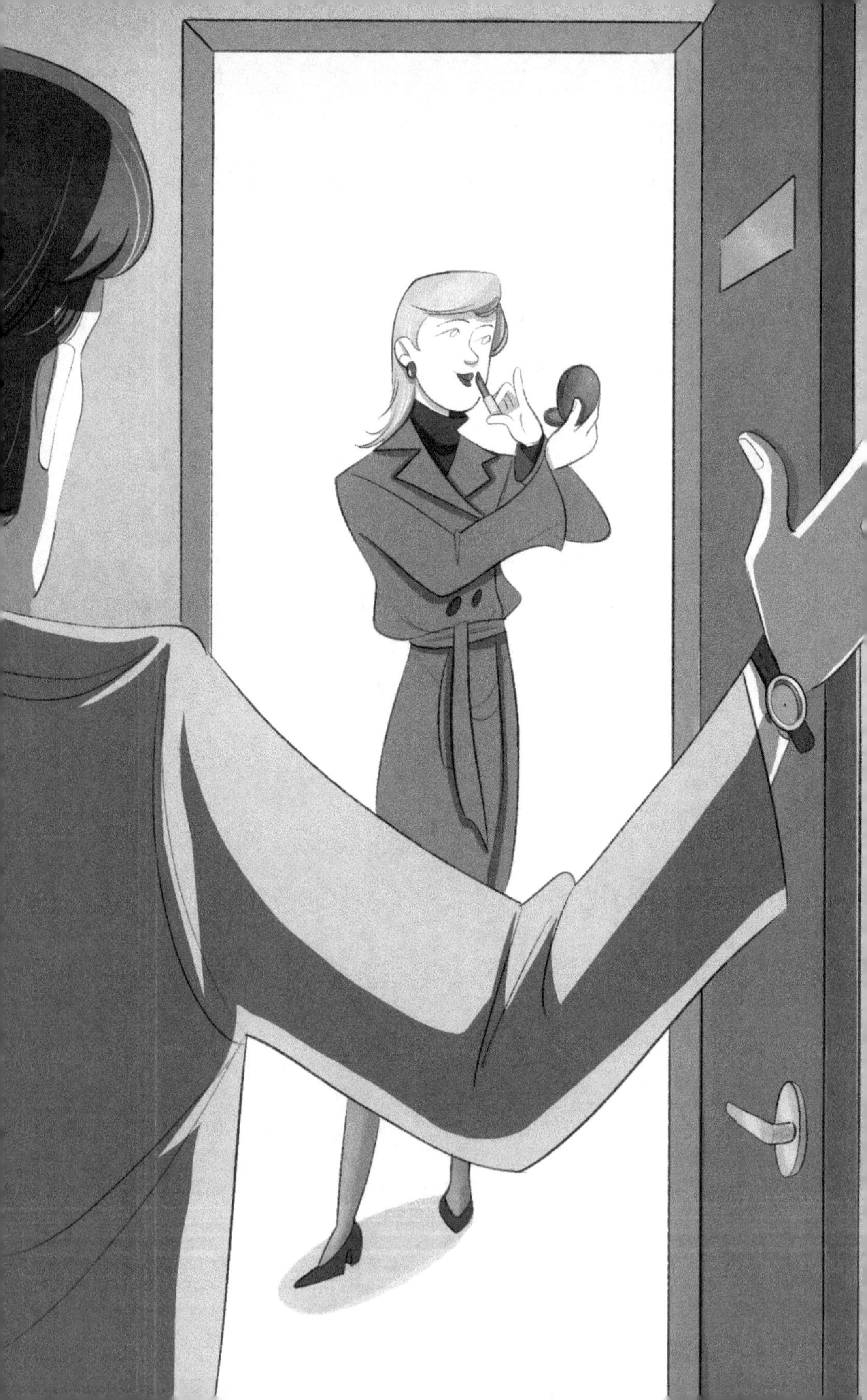

5. Incontri e ricordi: sotto il cielo di Roma

Andrea è salito sul treno per Roma con molto anticipo. Era tutto tranquillo ed era solo nella carrozza. Ha riposto i bagagli con calma e si è messo seduto a guardare fuori dal finestrino.

I passeggeri camminavano velocemente verso la loro carrozza. Ogni tanto scommetteva che quel passeggero sarebbe salito sulla sua, ma perdeva sempre. Così ha iniziato a leggere il giornale che aveva comprato in stazione.

La prima persona incontrata, da dieci minuti a questa parte, è un capotreno di passaggio.

«Buongiorno», lo ha salutato gentilmente e si è allontanato.

Andrea ha ricambiato e si è guardato di nuovo intorno. Nell'aria c'era un profumo di pulito e di fresco molto piacevole. Le luci bianche gli ricordavano il suo studio. All'esterno una voce ha annunciato che il treno era in partenza. Poco più di un'ora per la stazione di Roma, poi arrivo all'aeroporto dove lo attendeva l'aereo per il Brasile.

Compreso lo scalo, pensava che gli sarebbero servite circa sedici ore di viaggio, e in mattinata sarebbe finalmente arrivato a Porto Alegre. Aveva sempre optato per la soluzione che gli consentisse di viaggiare di notte in modo da alleggerirsi dormendo. Una volta arrivato, avrebbe comunque avuto bisogno di qualche ora per riprendersi, ma almeno parte del viaggio sarebbe volata. Era il suo trucco per far sembrare più brevi i viaggi, anche se non sempre gli riusciva di riposare a lungo e finiva nella sua stessa trappola!

Il fischio del capotreno anticipava la chiusura delle porte. Andrea ha lanciato un'ultima occhiata al finestrino e ha visto una donna salire in extremis. Mentre il treno stava partendo, la donna, che aveva visto un attimo prima, è entrata nella sua carrozza.

Era affannata e da come si muoveva sembrava aver perso qualcosa, ma in realtà era tutto al proprio posto. Era solo scombussolata dallo scatto che aveva dovuto fare per non perdere il treno.

Un caschetto corto con meches bionde e le linee ondulate si addicevano al suo viso. Aveva dei lineamenti semplici. Avrà avuto al massimo trentacinque anni.

Mentre avanzava nella carrozza, per cercare il suo posto si è accorta che Andrea la stava fissando. Gli ha sorriso un po' imbarazzata. Le labbra avevano un volume perfetto e completavano il viso pulito. Gli hanno ricordato qualcosa. O più esattamente, qualcuno. Ma certo, era identica a Simona, una sua paziente!

Si è lasciato influenzare dai dettagli, alla fine sono quelli che contano. Non poteva fare altrimenti. Un chirurgo deve prestare attenzione soprattutto a quelli. Agisce sulle piccole imperfezioni e cura ogni minimo particolare. Per questo Andrea non poteva fare a meno di notare i dettagli del volto di quella donna. Ma ciò che più attira la sua attenzione della nuova compagna di viaggio erano le labbra.

Di labbra così ne aveva viste tante nella sua vita ed era sicuro che il resto del viso non avesse nulla in comune con la paziente a cui stava pensando. Ma era stata la situazione a ricordargli Simona, la sua paziente sempre in ritardo!

6. Appuntamenti in ritardo ....
con il passato

Simona è una donna di trentadue anni, capelli biondi scalati fino al collo sempre perfettamente in ordine.

La prima volta che chiamò in studio aveva chiesto un appuntamento serale. Andrea pensava fosse per motivi di lavoro, ma col tempo aveva scoperto che ha un negozio di abiti da cerimonia nel quale va solo di mattina.

«Il pomeriggio mi piace dedicarlo a me stessa» gli aveva detto poi in una delle loro piacevoli conversazioni.

All'inizio quell'affermazione lo aveva spiazzato. Il fatto che volesse dedicare del tempo a sé stessa gli sembrava molto apprezzabile. Ma anche venire allo studio da lui era un modo di dedicare del tempo a sé stessa. Allora perché gli chiedeva di fissare un appuntamento serale? Solo un po' di tempo dopo aveva capito il perché. A Simona piaceva passare i pomeriggi con la propria famiglia, con le amiche o intrattenendosi con qualche hobby. Durante la settimana però c'era sempre qualche visita medica o contrattempo che le metteva i bastoni tra le ruote, in particolare, in quella settimana in cui aveva deciso di chiamarlo per la prima volta. Per questo motivo, aveva deciso che la venuta in studio da l u i era un modo per dedicarsi a sé stessa anche al di fuori degli orari soliti. Di imprevisti ne aveva già avuti un po', ma non voleva rinunciare ai suoi desideri. Quando gli aveva spiegato questo suo ragionamento, era rimasto lusingato e, allo stesso tempo, divertito.

Anche Simona rideva del suo ragionamento, ma dopo un po' di appuntamenti ci aveva preso gusto e non aveva più cambiato l'orario.

Così, il primo appuntamento di Simona in studio fu fissato per le 20:00.

Il paziente precedente era già andato via da un po' e Andrea aveva detto alla segretaria che poteva tornare a casa. Fuori c'era una pioggia leggera che si intravedeva guardando tra le luci accese in giardino. Diciannove minuti dopo l'orario stabilito - alle 20:19 - Simona suonò alla porta dello studio. Aveva in mano un piccolo ombrello lilla e un leggero affanno. Andrea si presenta e la invita a entrare.

Quello che lo aveva sempre stupito degli incontri con Simona era la sua capacità di ricomporsi immediatamente. Arrivava con il fiato corto ma dopo pochi secondi sedeva già riassestata e composta nel suo studio.

«Piacere di conoscerla, cosa la porta qui?» le chiese mentre la osserva in volto. Aveva dei bei lineamenti ma subito Andrea individuò quale sarebbe potuto essere il suo desiderio.

Gli sorrise. La dentatura era curata e sembrava l'avesse rubata da qualche pubblicità.

«Le labbra» gli rispose.

Ci aveva visto giusto. Un filler sarebbe stato quello che avrebbe reso la sua bocca perfetta.

Si incontrarono più volte per iniziare il trattamento, ma del suo rapporto con Simona ricorda principalmente due aspetti: il sorriso e il suo essere sempre in ritardo!

Le due cose sono connesse: ogni volta che si presentava in ritardo rispetto all'appuntamento, gli sorrideva ingenuamente. Non cercava scuse, semplicemente era fatta così. È una donna estremamente simpatica. Non c'era nessuna ragione per i suoi ritardi, è nella sua natura e col tempo Andrea se ne era fatto una ragione.

Una volta un suo amico gli aveva detto che i Vip si fanno attendere, ma che è buona educazione arrivare in ritardo di massimo venti minuti. Così, ogni volta che aspettava Simona attendeva con l'orologio alla mano per vedere se rispettasse la regola dei Vip. Una sera stava tornando in studio dopo un appuntamento di lavoro ed era lui ad essere in ritardo rispetto a Simona. Mentre guidava pensava che i ruoli si stessero invertendo. Parcheggiò di corsa anticipando un'altra auto che stava entrando nel cancello del parco in cui è il suo studio. Arrivò col fiatone davanti alla porta e non c'era nessuno ad aspettarlo. Entrò e si chiuse velocemente la porta alle spalle. Qualche secondo dopo sentì suonare alla porta. Aprì e Simona lo salutò con il suo sorriso che aveva già preso volume.

«Buonasera dottore» gli disse.

Lui la guardò cercando di capire se lo avesse scoperto. Il suo respiro forse lo tradiva. Poteva averlo visto entrare di corsa. Forse era a lei che aveva tagliato la strada all'ingresso, ma lo guardò come aveva fatto sempre e con la solita gentilezza che la contraddistingueva. Forse il ritardo lo aveva reso ancora più simpatico ai suoi occhi. Con Simona Andrea sentì un certo feeling fin da subito. Aveva impiegato poco tempo a decidere di iniziare il trattamento. In questo era stata precisa. Sapeva cosa voleva e non ci aveva girato troppo attorno.

A volte ad accompagnarla era venuto anche il marito, Vittorio.

«Guardi questa ruga nuova» gli diceva sorridendo. Vittorio faceva molta autoironia sulla sua età. Ripeteva ad Andrea che le rughe gli piacciono e che lo rendono più affascinante. Era un tipo molto alla mano e non interferiva con le decisioni della moglie. Ma ogni volta che parlavano Andrea aveva l'istinto di chiedergli se anche nelle cose di tutti i giorni la moglie fosse sempre in ritardo. Poi pensò che lui potesse essere ancora più ritardatario e in quel caso, per lui, lei era sempre in orario! Per non fare brutte figure, Andrea evitò di chiederglielo.

Però la sua curiosità era tanta e voleva indagare - anche solo per divertimento personale. Così, quando si ritrovarono a fissare la data e l'ora per iniziare il trattamento, tentò un azzardo. Un paziente aveva spostato un appuntamento e aveva un buco prima del solito orario in cui incontrava Simona. L'idea di proporle di anticipare gli era sembrata allettante ma anche rischiosa. Inserirla tra due pazienti poteva essere rischioso. Ma aveva calcolato bene i rischi e c'erano dei margini di tempo tra un paziente e l'altro. Così, anche se sapeva che il loro solito orario ormai le stava a cuore, le chiese il piacere di spostare l'appuntamento inventandosi una scusa. Solo per una volta.

Voleva capire come si sarebbe comportata ad un orario diverso!

«Va benissimo, ci vediamo alle 17:00, posso fare uno strappo alla regola!» gli aveva detto a telefono. Nel giorno stabilito Andrea fece in modo di non sovrapporre diversi appuntamenti. Salutò il paziente delle 16:30, chiuse gli occhi e si lasciò andare sulla poltroncina per prendersi una pausa.

Sapeva di avere un po' di tempo libero prima dell'arrivo di Simona. Un attimo dopo la segretaria entrò nello studio per annunciargli la signorina Simona.

«La paziente è in sala d'attesa...» gli disse. Si svegliò di scatto.

«Arrivo subito...»

Guardò l'orologio pensando di essersi addormentato di colpo e che il tempo fosse volato mentre teneva gli occhi chiusi. E invece no, erano le 16:50! Controllò che anche il cellulare gli desse lo stesso orario. Fece una terza verifica anche con il pc. Era tutto vero. Simona era arrivata in anticipo!

Aprì la porta e vide Simona seduta in sala d'attesa. In lei non c'era nessun cambio di atteggiamento. Con la solita serenità lo salutò e si accomodò nello studio. La guardò e cercò di capire se anche lei era sorpresa da sé stessa. Ma Andrea era sicuro di sì. Era in anticipo di addirittura dieci minuti!

Finirono il trattamento, la salutò e le dette appuntamento per il giovedì successivo, all'orario di sempre, alle 20:00.

Dopo il sorprendente anticipo aveva perso ogni certezza, così il giovedì successivo non sapeva cosa aspettarsi.

Alle 19:55 la stava già attendendo. Non poteva rischiare di farsi trovare impreparato. Da un momento all'altro sarebbe arrivata, forse ancora una volta in anticipo.

Quel giovedì, Simona arrivò alle 20:32, battendo ogni record di ritardo e tradendo anche la regola dei Vip.

«Buonasera», le disse anticipando il suo sorriso e invitandola ad accomodarsi. Ora sì che la riconosceva, era tornata la sua paziente sempre in ritardo!

Simona alzò lo sguardo per guardarlo mentre aveva ancora un leggero affanno. «Sono in puntuale ritardo!» gli disse spalancando le sue nuove labbra e scoppiando a ridere.

Con la mente torna al presente. Era in treno, un cenno con la mano per salutare la sua compagna di viaggio che gli ha ricordato Simona. Lei lo ha guardato e ricambiato per cortesia. Andrea ha sperato di non averla fissata a lungo mentre ripensava alla sua paziente. La giovane donna ripose il trolley lilla e prese posto poco più avanti scomparendo dietro il sedile.

Il flash avuto di Simona è terminato ma è stato bello tornare indietro con i ricordi. Lungo questo viaggio gli ricapiterà più volte.

Il treno parte in orario. Un'ora e dieci e arrivo a Roma Termini. Il suo viaggio per il Brasile è appena cominciato e non può permettersi ritardi perché rischia di perdere le coincidenze.

Ma ancora non sapeva che durante il tragitto avrebbe

rischiato di arrivare anche lui in puntuale ritardo!

7. Salvo e Parigi: un elegante legame

Dalla stazione di Roma è arrivato all'Aeroporto di Fiumicino. Tutti i suoi aerei per il Brasile sono partiti da qui.

Sul tabellone ha visto la lista dei voli in partenza e il suo ancora non c'era. Ci sono un sacco di destinazioni dove è stato. Ogni viaggio gli ha lasciato ricordi preziosi, sia per motivi di studio che per esperienze personali. Pian piano i suoi confini si sono allargati sempre di più. Dalla Campania si è spostato verso il resto d'Italia e poi verso l'Europa. Appena trovava un corso che lo interessava andava a seguirlo. Ovunque fosse. Erano corsi legati ad argomenti specifici che gli servivano ad approfondire determinati aspetti del suo lavoro. Così non si lasciava scappare l'occasione. È sempre stato uno con la valigia pronta. Dove c'era la possibilità andava. In questo modo ha potuto attingere da tutto e tutti e ciò lo ha aiutato molto nella sua crescita professionale.

Oltre ai confini geografici, nel tempo ha superato anche altri tipi di limiti. Da quello personale con suo padre, che si è ricreduto presto, a quelli in campo medico che lo hanno spinto ad andare verso mete che dio solo sa quali potranno essere in futuro. Ma spera presto di arrivare anche a quelle!

Se a ciò aggiungiamo i viaggi che ha fatto per piacere, allora la cartina si allarga ancora di più.

Sul tabellone dell'aeroporto Andrea ha notato che Parigi compare più di una volta e ha pensato che è uno dei posti in cui ritornerebbe volentieri. Una città elegante in ogni suo aspetto. Ci è stato per la prima volta quando aveva poco più di trent'anni e l'impressione che gli fece è stata super positiva. Ma probabilmente fu influenzato anche da un suo paziente che molti anni prima gli aveva portato un souvenir da un suo viaggio nella capitale francese.

Il paziente si chiama Salvo ed è sempre stato un uomo molto elegante. Quando andò da Andrea la prima volta aveva da poco compiuto cinquant'anni ed era fiero della sua età. Il colore della sua pelle si addiceva alla perfezione ai colori degli abiti che indossava. Vestiva sempre in giacca e cravatta con una camicia bianca. Potevano cambiare i colori di ogni altro capo, ma non quello della camicia. Giacca e pantaloni erano sempre abbinati per tinta o fantasia. La cravatta spezzava e completava l'outfit. Fin dal loro primo incontro allo studio, Andrea pensò che con un bastone sarebbe sembrato un nobile d'altri tempi. Invece, gli accessori e gli occhiali alla moda che portava lo rendevano un uomo elegante e dai gusti raffinati, perfettamente al passo con i tempi.

La ciliegina sulla torta però era il modo in cui parlava. Ogni volta che lo incontrava gli sembrava di imparare almeno una parola nuova e il suo tono di voce era piacevole da ascoltare. Così, quando andava in studio, lo ascoltava mentre faceva i suoi lunghi monologhi. Gli piaceva molto chiacchierare e ogni tanto, durante i suoi discorsi, gli chiedeva un "parere medico". Lo tenne sempre in forte considerazione nonostante l'abbia conosciuto quando era ancora all'inizio della sua attività. Diceva che avrebbe avuto un grande futuro perché sapeva ascoltare. E lui parlava molto, quindi non potevano che andare d'accordo! Parlava spesso di viaggi e sapeva che anche Andrea durante gli studi aveva viaggiato molto. Per questo gli piaceva definirlo un "dottore di mondo".

«Si vede che sei uno che sa come vanno le cose» gli diceva.

Non erano complimenti gratuiti. Conosceva i modi giusti e gli sembrava sempre spontaneo. Più ancora che nel modo di vestire, Salvo era elegante nei modi di fare. Sapeva mettere a proprio agio le persone. e aveva una calma invidiabile.

Di qualunque cosa parlasse, anche se si trattava di questioni delicate, le affrontava con pacatezza. Faceva sembrare tutto facile.

Questo suo modo di fare rese facile anche il suo lavoro con lui.

«Un bell'uomo come me può mai stare senza capelli?» gli aveva detto scherzando al primo appuntamento in studio.

Era arrivato da Andrea già deciso. Alla sua eleganza mancava solo un dettaglio.

«Anche l'uomo calvo ha il suo fascino» gli aveva detto per cercare di non ferirlo. «È una questione di gusto».

«È vero. Ma ormai i capelli fanno parte del mio outfit. Quando mi preparo, l'ultima cosa che faccio è mettermi allo specchio e aggiustarmi i capelli. Sono il tocco finale su tutto. Senza i capelli dovrei cambiare tutto il mio armadio!»

La battuta lo prese alla sprovvista e Andrea rise di gusto. Pensava stesse facendo un discorso serio, invece aveva smorzato. Anche se poi, conoscendolo meglio, pensò che quella non fosse propriamente una battuta. La cura della sua persona, in tutti gli aspetti, era una cosa che Salvo prendeva molto seriamente.

Dopo l'autotrapianto di capelli, Salvo andò a Parigi per un viaggio con un'amica. Al ritorno gli portò un souvenir dell'arco di trionfo che mise sulla scrivania dello studio con l'obiettivo poi di portarlo a casa. Ma per un motivo o per un altro rimase nello studio per un sacco di tempo e ogni tanto gli faceva pensare a Salvo e lo immaginava a Parigi con la sua chioma castana di cui andava fiero (al ritorno gli aveva fatto vedere alcune foto e dovette ammettere che anche nella scelta di farsi ricrescere i capelli aveva avuto gusto!).

L'associazione di idee con l'esperienza di Salvo gli ha sempre fatto pensare a Parigi come a una città elegante prima ancora che la visitasse. Quando poi ci è stato ne ha avuto la conferma. Prima di partire aveva cercato di fare una valigia attenta e con ogni capo abbinato. Non poteva sfigurare nella città di Salvo!

All'aeroporto una voce ha annunciato il suo volo e Andrea ha interrotto il suo viaggio con la mente. Dal tabellone è scomparso l'aereo per Parigi che probabilmente è partito mentre era perso nei suoi ricordi. In basso è finalmente comparsa San Paolo, la destinazione dove farà scalo. Preso il biglietto dalla tasca interna della giacca è arrivato fino al gate.

Superati i controlli e percorso il lungo corridoio che porta all'aereo, è salito sentendo l'emozione che cresce. Andrea ha preso il suo posto vicino al finestrino godendosi il decollo, come se fosse la prima volta.

8. Caccia alle nuvole: un viaggio tra amici

Mentre era in volo, una delle cose che gli piaceva fare di più da piccolo era osservare le nuvole. Attraversarle ha sempre avuto il suo fascino, ma il suo gioco preferito era guardarle e intravedere delle forme. Da bambini, non sa perché, lui e i suoi amici ci vedevano sempre degli animali. La cosa bella era che ognuno ci vedeva un animale diverso così anche una sola nuvola poteva diventare uno zoo! Poi, per qualche motivo, a un certo punto al posto degli animali iniziò a vederci dei volti. Più andava avanti nella sua crescita e più cambiava ciò che vedeva anche nelle nuvole. Con i colleghi di corso in Brasile, una sera al tramonto, qualcuno fece notare le nuvole bianchissime che riempivano il cielo blu.

«Guardate quel naso!» aveva detto qualcuno dei presenti e da lì iniziarono a vederci qualsiasi cosa in quelle nuvole, influenzati anche dai loro studi recenti.

«Io ne vedo almeno cinque di nasi...» aveva detto qualcun

altro.

Così era partito il gioco per trovare quei cinque nasi. Ma ognuno notava cose diverse. Bocche, orecchie, profili interi, glutei, seni, il cielo era pieno di parti del corpo!

«Io un'aggiustata a quella bocca la darei» ricordava che aveva detto una collega brasiliana. E il gioco era diventato non solo riconoscere cosa raffiguravano le nuvole, ma analizzare e valutare se si potesse intervenire per renderli perfetti.

«Quel culo è già perfetto così!» aveva detto un suo amico, ma nessuno riusciva a vedere la nuvola a cui si riferiva. Poi si accorsero che aveva la testa bassa e in realtà stava guardando una ragazza brasiliana che passeggiava sul marciapiede opposto e scoppiarono a ridere.

Da questo punto di vista, il Brasile è stata decisamente una fonte d'ispirazione. I fisici delle ragazze hanno già di natura delle forme invidiabili. Un suo collega universitario svizzero, Thomas, scherzava dicendo che alcuni interventi chirurgici in Brasile erano inutili perché nessuno ne aveva bisogno.

«Però è importante ammirare questo ben di Dio perché così abbiamo dei punti di riferimento precisi» diceva. «E quando le pazienti ci chiederanno un culo o un seno in un certo modo, noi sappiamo a cosa si riferiscono!».

Il suo ragionamento non faceva una piega.

«Ecco perché Jonathan ha la passione per la fotografia» aveva continuato riferendosi ironicamente a un altro loro collega. «Lui in realtà sta facendo le foto per il suo catalogo. Così quando torna nella sua città ha degli esempi da mostrare!».

«Chissà se dice che sono sue pazienti!» gli disse Andrea.

«Io faccio vedere le foto delle nuvole di solito...» gli rispose divertito il collega.

Nel cielo dall'Italia al Brasile che stava attraversando in aereo le nuvole erano piene di ricordi. Giocava, come da bambino, a riconoscere le forme. Ma allo stesso tempo non poteva fare a meno di ricordare quando, seduto al bordo del campetto di calcio, sfinito dopo la partita, le guardava con André, il secondo figlio di Beto e Valkiria con cui da subito condivise molte avventure. Gli aveva detto del gioco che faceva con alcuni colleghi e lui aveva iniziato subito a prenderlo in giro. Indicava una nuvola e gli chiedeva cosa ci vedesse. Poi lo stuzzicava e diceva che c'era qualcosa da sistemare qua e là. E allora lo sfidava ad aggiustare quella nuvola.

«Se non riesci a farlo con le nuvole che sono così soffici, immagina con le persone...» gli diceva per prenderlo in giro.

Poi si alzava e lo sfidava con lo sguardo.

«Se vuoi ti faccio vedere cosa so fare...» gli diceva facendo il gesto delle forbici.

«Fammi vedere...» gli ripeteva invitandolo ad alzarsi.

«Se mi alzo è meglio che scappi perché se ti prendo ti faccio nuovo nuovo!».

Si alzava di scatto e lui iniziava a correre. Anche se era stanco dopo la partita, lo rincorreva per le strade di Porto Alegre. Lui era più rapido, sgusciava veloce tra le persone ed era impossibile prenderlo. Così arrivavano a casa ancora più stanchi, ma felici. Andrea bussava alla porta del bagno che Andrè aveva chiuso a chiave e gli diceva che doveva aspettare il suo turno perché era arrivato secondo.

Valkiria, che li aveva visti entrare di corsa, lo raggiungeva e gli chiedeva perché fossero arrivati correndo.

«Lo stavo inseguendo...» le diceva Andrea sorridendo e con ancora un po' di affanno. «...dice che secondo lui non sono portato per fare il chirurgo, poi quando glielo voglio dimostrare scappa come un fifone!».

Valkiria scoppiava a ridere e tornava in cucina.

«Prima o poi riuscirai ad acchiapparlo!» gli diceva mentre camminava e cercava di stare al gioco.

«L'importante è che poi non mi sporchi tutta la casa mentre lo operi!».

«Non ti preoccupare, farò un lavoro pulito!» le rispondeva dal corridoio.

«Va bene, allora ti do la mia autorizzazione».

«Guardate che vi sento!» aveva urlato André dal bagno.

«Lo so, ti sto aspettando qui fuori!» gli diceva per spaventarlo. Poi aperta leggermente la porta e lo guardava.

«Dai che lo sappiamo entrambi che diventerai un grande chirurgo!».

«Lo stai dicendo solo per passarla liscia» gli rispondeva.

«Non è vero, lo penso veramente!» gli diceva per convincerlo.

Andrea aspettava un secondo per guardarlo e capire se pensava davvero quello che stava dicendo.

«Devi solo studiare un po' di più per capire come fare anche con le nuvole...» gli diceva mentre usciva dirigendosi in camera.

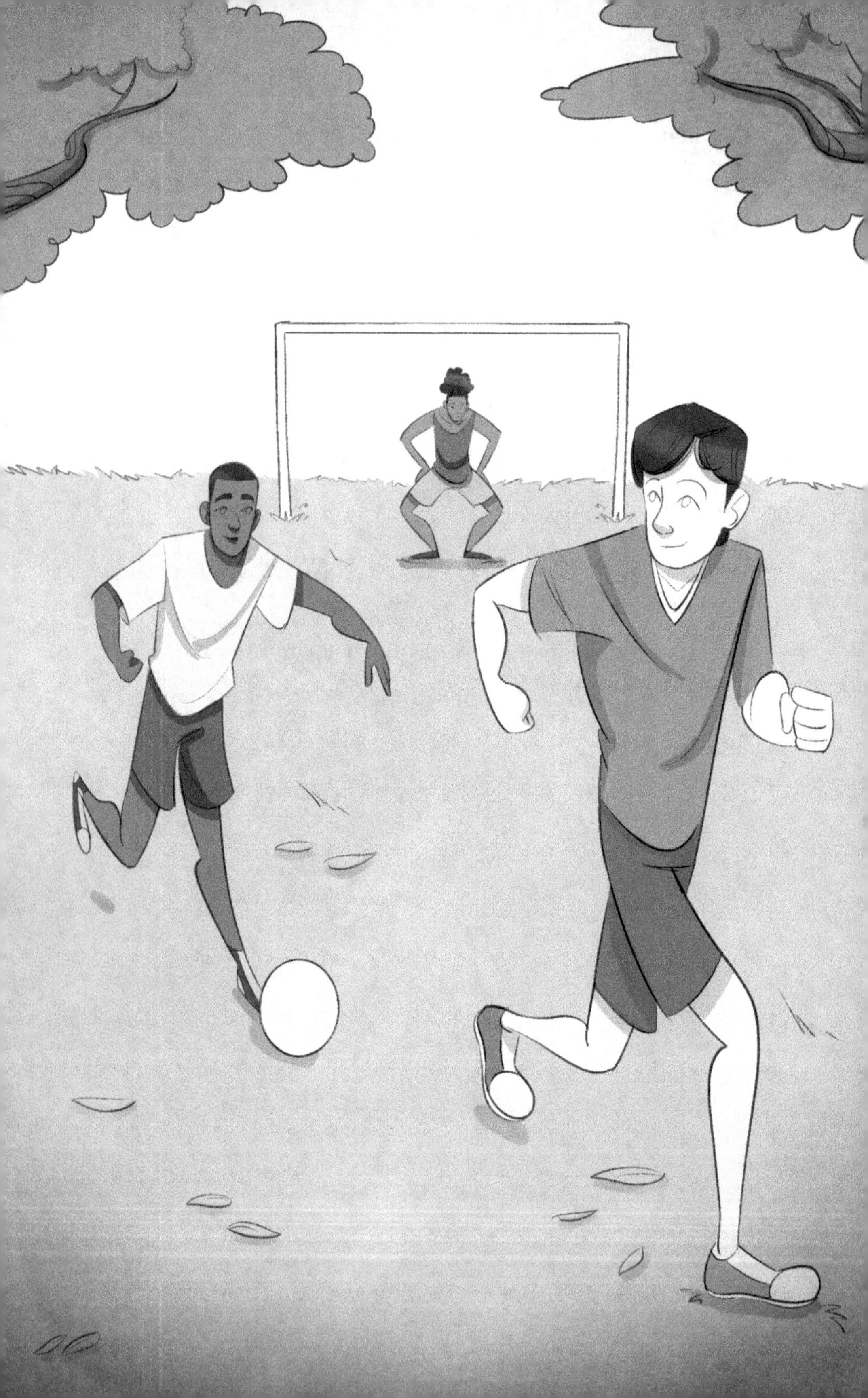

9. Calcio e complicità: Duda il fratello brasiliano

Mentre Andrea era in volo, ripensava a Duda e al tempo che avevano trascorso insieme. Non era per nulla scontato che andassero così d'accordo. Ma Beto, Valkiria, Rafael, André e Duda erano una famiglia con la quale era impossibile non andare d'accordo. La loro gentilezza era spontanea e facevano sentire a proprio agio chiunque entrasse in casa loro. Già dall'accoglienza materna che gli aveva riservato Valkiria all'aeroporto, aveva capito che con quelle persone si sarebbe trovato magnificamente. Ovviamente, come in tutte le famiglie, non mancavano screzi o incomprensioni, ma alla fine tutto si risolveva per il meglio e tornava il buonumore.

Tra di loro, quello con cui Andrea aveva legato maggiormente, per ovvi motivi, era Duda, il suo fratello brasiliano. Ha la sua stessa età e condividevano numerose passioni.

«Sai giocare a calcio?» fu una delle prime cose che gli chiese.

«Si» gli ha risposto Andrea. «Ma non sono molto forte» disse per mettere le mani avanti. Era in Brasile, a Capavo do Canoa, la terra di Ronaldinho, ed era meglio fare attenzione a dire di saper giocare a calcio. Pensò che sicuramente avessero degli standard più alti.

«Domani vado a giocare con degli amici, vuoi venire?»

«In quanti giocate?»

«Undici contro undici».

«Va bene» gli disse per non sembrare scortese ma in realtà Andrea aveva paura di fare brutta figura.

«Inizi in panchina così ci puoi studiare» gli disse sorridendo. «Voi italiani siete molto tattici».

La notte prima, a letto, Andrea non faceva altro che immaginare il suo esordio calcistico in Brasile.

Non andrà così male, pensò, ma non era tra i più forti. Era in squadra con Duda e per tutti i sei mesi successivi ne fecero eccome di partite. Ma anche fuori dal campo lui e Duda compirono numerose esperienze. Lui fu la sua guida, in tutti i sensi. Gli fece conoscere persone, luoghi e insieme collezionarono ricordi indelebili, tra cui anche quello di giocare contro un parente del mitico Dinho.

Una delle cose che Andrea ricorda maggiormente fu una

delle prime uscite fatte da lui e Duda. Lo aveva portato in una piazzetta dove tantissimi ragazzi si incontravano per stare insieme, per fare una chiacchierata o bere qualcosa. Al centro della piazzetta c'era un muretto basso circolare abbastanza largo da contenere almeno un centinaio di persone. Tecnicamente non era una zona pedonale ma era raro che passassero macchine, così le persone riempivano anche le strade tutt'intorno. La prima sera che Duda lo portò lì, Andrea fu colpito dal valore dei soldi. Al primo giro André aveva preteso di offrire lui, al secondo Andrea era riuscito ad anticiparlo. Quando ebbe pagato pensava che avessero sbagliato a fare il conto. Tornato da André con le birre in mano e mentre prendeva il primo sorso Andrea stava ancora cercando di fare i calcoli. Non era ancora pratico con la nuova moneta e il fatto di aver pagato così poco lo convinceva ancora di più del fatto che stesse sbagliando i conti. Ma in realtà era tutto giusto. Con mille lire si compravano quattro reali ed era ricchissimo. Poteva farci tantissime cose. Da questo punto di vista, il periodo in Brasile fu così economico che al ritorno in Italia ebbe difficoltà ad accettare nuovamente i prezzi. Usciva con i suoi amici e ogni cosa sembrava costare tantissimo.

«È sempre costato così...» gli dicevano gli amici con cui era al tavolo. «Sei tu che ti sei abituato male in Brasile!»

«Al massimo mi sono abituato bene!» gli rispondeva.

«Perché non te ne torni là allora?» gli dicevano per prenderlo in giro.

E in quei momenti gli veniva in mente il Brasile, le giornate in università, le serate con Duda, i giri per la città in scooter, e la voglia di ritornarci non lo mollava un secondo.

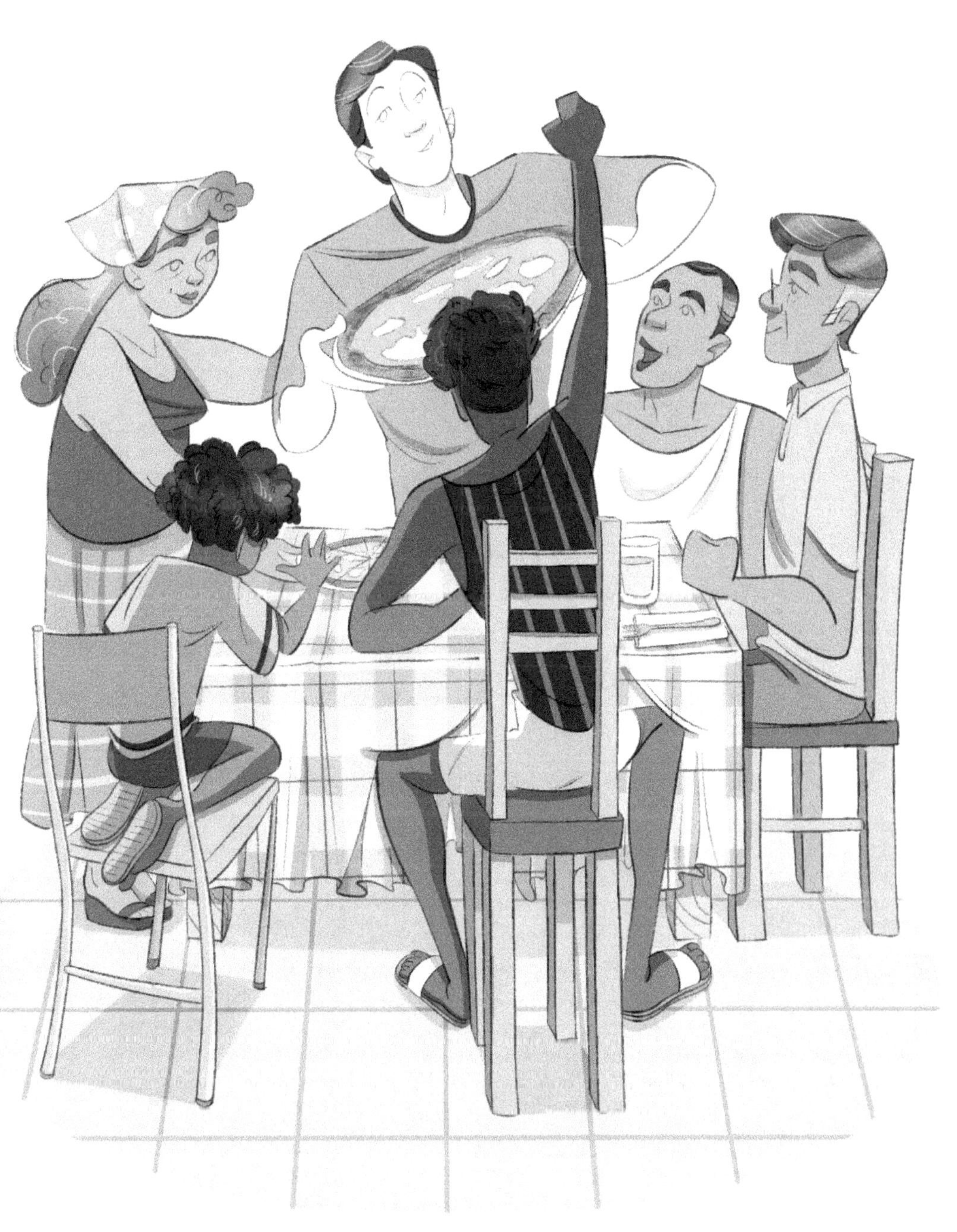

10. Il Concetto di naturale: un viaggio interiore

L'aereo ha fatto scalo a San Paolo. La prima volta che Andrea ha fatto uno scalo è stato proprio per arrivare in Brasile. Aveva paura di perdersi. Di sbagliare qualcosa. Di non riuscire a prendere il secondo aereo.

Questa volta invece se l'è vissuta diversamente. Aveva un paio d'ore tra un volo e l'altro e poteva approfittarne per mangiare qualcosa e mettersi comodo. L'aeroporto era proprio come se lo ricordava e non sembrava essere cambiato nel tempo. Andrea ha preso un'insalata e si è seduto. Neanche il tempo di aprire la bustina con le posate che una ragazza lo ha interrotto.

«Mi scusi, quella è la mia insalata» gli ha detto in portoghese ed è stato bellissimo. Era come tornare immediatamente indietro nel tempo. Era da tanto che non sentiva parlare quella lingua.

Ha guardato la sua insalata e si è accorto che all'interno

c'era del tonno che non avevo ordinato.

«Ah è vero, questa non è la mia...» ha esclamato Andrea in portoghese. Sorprendendosi di come ricordasse ancora così bene la lingua. «Tenga!»

La ragazza gli ha dato l'insalata che aveva tra le mani e Andrea le ha restituito la sua scusandosi per la svista.

Lei lo ha guardato divertita e Andrea non ha potuto fare a meno di notare i suoi occhi luminosi. Erano di un azzurro così bello da lasciare esterrefatti. Solo un'altra volta ha visto degli occhi così belli nella sua vita: quando nel suo studio è entrata Irene.

Irene aveva 23 anni quando andò da lui per risolvere un problema di occhiaie.

Con lei il percorso fu più lungo rispetto a quello di altre pazienti. La prima volta che gli espose le sue esigenze non aveva ancora ben chiaro se e per quali soluzioni optare.

«Non riesco a fare più nulla per nasconderle. Ho provato ogni tipo di trucco, ma vorrei qualcosa di naturale» gli disse ormai arresa.

Il consiglio più comune era semplicemente di provare a recuperare con il sonno o applicando creme apposite, ma la formazione delle occhiaie è dovuta a diversi motivi. I fragilissimi capillari che si trovano vicini alle orbite si rompono facilmente anche tra i più giovani.

«È un problema che hanno in molti» aveva detto a Irene per tranquillizzarla.

Era stanca di provare soluzioni inefficaci e questo l'aveva un po' demotivata. Andrea l'aveva capito subito e per questo provò a tirarla su di morale.

«Ma si risolve senza difficoltà» le disse spiegando il rimedio che le proponeva.

«Ho bisogno di pensarci un po'» gli rispose.

È assolutamente normale che un paziente abbia bisogno di tempo per pensarci, per riflettere e accompagnarli in questa scelta è parte fondamentale del lavoro.

Il concetto di naturale è qualcosa di astratto e come ripeteva sempre la sua professoressa di filosofia "Il bello è qualcosa di empirico, non di ideale". Questa frase l'ha sempre portata avanti come un leit motiv del suo percorso professionale, incentrandoci studi e teorie che hanno formato il suo modo di agire. Negli anni Andrea ha riformulato questa frase con "il naturale è qualcosa di empirico e non di ideale".

Andrea divide i pazienti in tre categorie: quelli chiari, quelli diversamente chiari e quelli particolarmente chiari.

I primi non sanno cosa vogliono, i secondi hanno paura di ammetterlo e i terzi hanno invece le idee ben definite.

Spesso gli capita di decifrare il loro concetto di "naturale" e questo, è un aspetto difficile del suo lavoro. Prima di soddisfare una richiesta, infatti, il suo compito è quello di capire la forbice dei loro parametri estetici ideali. Gli è capitato molte volte di dover esaudire desideri che spesso i pazienti non sapevano neanche di avere e viceversa gli è capitato anche di dover rimediare a errori di valutazione commessi dai pazienti stessi. Il bello e il naturale sono concetti estremamente profondi e vanno trattati con la dovuta attenzione.

La cosa più importante è che il medico sia sincero, che non li spinga a fare qualcosa che non vogliono o che non reputano sia fattibile.

Ma nel caso di Irene aveva pochi dubbi.

«Hai degli occhi bellissimi» le disse Andrea mentre la guardava da vicino. «Dobbiamo solo farli brillare!».

Irene lo guardò con il suo sguardo un po' cupo e gli sorrise. Sapeva che pensava davvero quello che stava dicendo; chissà in quanti le avevano già fatto i complimenti per quegli occhi. Ma soprattutto era sollevata perché aveva capito che c'era una soluzione.

«Ok dottore, ho deciso. Lo voglio fare» affermò quando tornò in studio. «Mi può solo rispiegare in che cosa consiste il trattamento?»

Aveva deciso ma voleva capire bene a cosa andava incontro.

«...è un intervento molto semplice e non proverai alcun

dolore» le disse Andrea alla fine.

Lei lo guardò dicendo che era pronta.

Già dopo le prime iniezioni, Irene potè vedere i risultati e Andrea ne era felicissimo.

La prima volta che aveva notato i suoi occhi, così belli, così luminosi, si era detto che doveva fare di tutto per farli brillare al meglio. Le occhiaie erano un impedimento, ma poteva essere risolto. Oggi, quando gli ricapita di incontrare Irene, Andrea è fiero del suo lavoro. Vedere i suoi occhi sorridenti, vivi e lucenti, lo riempie di gioia. Non ha mai smesso di apprezzarla e ad ogni trattamento li vedeva venir fuori sempre di più. È felice di aver potuto contribuire a metterli in risalto.

11. Sapori e ricordi: la magia del churrasco

Andrea ha finito la sua insalata (e questa volta non ci sono dubbi che sia la sua) pensando che potrebbe approfittarne per ricaricare il cellulare in una postazione vicino al tavolo. Ma si è reso conto che è ancora quasi completamente carico. Da quando è partito non l'ha praticamente quasi mai preso perché è stato distratto da tutto ciò che lo circondava e dal flusso di ricordi che lo stava accompagnando in questo viaggio all'indietro nella memoria.

Sullo schermo c'erano moltissime notifiche. Ha scritto a sua moglie che va tutto bene e che stava aspettando il secondo aereo per Porto Alegre. Ha eliminato tutte le altre notifiche e aperto la galleria. Scorrendo indietro tra le molte foto che ha scattato negli ultimi mesi, è arrivato al punto che cercava: una foto che un po' di tempo prima gli aveva inviato Duda via whatsapp. Nella foto c'erano tutti. Lui e la sua famiglia brasiliana, seduti davanti casa di Beto e Valkiria sulle

sedie che portavano fuori quando volevano stare un po'
all'aperto. Quante chiacchierate hanno fatto seduti lì fuori.
Quante volte lui e Duda tornavano a casa la sera tardi e
trovavano Beto addormentato su una delle sedie con i piedi
poggiati su un'altra. Facevano piano per non svegliarlo
perché sapevano che gli piaceva riposare lì al fresco. Poi al
momento giusto si alzava da solo, rientrava portando con sé
la sedia e si chiudeva la porta alle spalle decretando la fine
della giornata.

Guardando l'immagine, si è accorto che il suo volto felice
nella foto era lo stesso che aveva nel momento in cui
ripensava a loro.

Tra loro ci fu subito un feeling particolare.

Il primo giorno gli dettero già le chiavi di casa. Durante la
giornata era spesso impegnato con gli studi, ma quando si
ritrovavano tutti per cena il momento era magico. Sentiva di
far parte della famiglia. Una sensazione che mai aveva
provato così intensamente. A casa sua essere parte di un
nucleo, di un nido, di un gruppo, era qualcosa che non lo
aveva mai toccato. Adesso invece, a migliaia di chilometri di
distanza, non si era mai sentito così vicino ad avere una vera
e propria famiglia.

Grazie a loro gli ci volle pochissimo a integrarsi. La sera -

quando faceva un po' troppo freddo per stare fuori - si mettevano davanti al camino a bere vino e gli raccontavano delle loro vite e li avrebbe potuti ascoltare per sempre.

Anche grazie a loro nella vita poi Andrea ha imparato ad ascoltare i suoi pazienti. Queste sono cose che non ti può insegnare nessuno se non le esperienze. E in questo Beto e Valkiria furono sicuramente i suoi maestri.

Spesso poi si finiva a parlare di qualche episodio divertente avvenuto in passato e le risate non mancavano mai. Erano davvero una bella famiglia. Ad Andrea piaceva stare lì a parlare con loro e scoprire nuove cose.

Tutto aveva un gusto diverso, particolare. Ricordava la volta in cui gli fecero assaggiare il pastel, un panzarotto tipico brasiliano che ha un sapore buonissimo assaggiato con qualsiasi ripieno e in ogni angolo della città. Ma quelli che faceva Valkiria erano decisamente i suoi preferiti. La casa si riempiva dell'odore dei pastel già dalla mattina. Così Andrea andava all'università e affrontava la giornata con il pensiero già a quello che avrebbero mangiato la sera. Poteva anche restare digiuno a pranzo.

Quando poi arrivava il momento e Valkiria metteva il vassoio al centro della tavola partivano le danze e ne mangiavano in grandi quantità. Beto faceva i complimenti alla moglie già per il profumo che inebriava i sensi e intanto si assicurava la sua porzione prima che i figli li finissero tutti.

La prima volta che Andrea li mangiò non era consapevole della gara per i pastel e stava rischiando quasi di rimanere digiuno! Mentre assaggiava il primo tutti lo guardavano curiosi di sapere se gli piacesse o meno. Quando si furono accertati che gli piacessero, partì la gara! Per fortuna si lanciò d'istinto anche lui sul vassoio e così riuscì a mangiarne un bel po'. Anche perché Valkiria abbondava con le porzioni, quindi il rischio di rimanere digiuni non era reale, ma anche quel modo di partecipare alla cena era parte del modo di fare della loro famiglia e lo divertiva tantissimo. Riguardo ai pastel c'era un vero e proprio rituale. Quando capitava che andavano a mangiare fuori, Andrea ricorda che Beto usciva con la sua inseparabile "cartiera" (Andrea amava chiamarla così), un portafoglio enorme dal quale srotolava una decina di carte di credito che utilizzava per offrire il pasto a tutti. Sintomo della sua generosità sana e genuina.

Una sera toccò ad Andrea far provare a loro qualcosa di italiano e, ovviamente, conoscendo la sua provenienza, gli chiesero di fare la famosa pizza napoletana!

Andrea non è mai stato un cuoco provetto, ma un po' se la cavava. E soprattutto poteva contare sull'aiuto di Valkiria, che ha una grande esperienza con gli impasti e questo ha fatto la differenza. Gli ingredienti c'erano tutti e non restava che infarinarsi le mani. Aveva approfittato di un giorno di festa per avere più tempo a disposizione. Non voleva fare brutta figura e l'impasto aveva bisogno di tempo. Aveva predisposto ogni ingrediente con cura e la sera, rientrati a casa tutti i componenti della famiglia, Andrea ha dato il via allo show!

Erano curiosi di vedere come un napoletano faceva la pizza e lui sentiva questa responsabilità. Ma tra una risata e l'altra, un commento e una battuta per come versava la salsa, per come distribuiva la mozzarella e per il tocco finale del basilico, le pizze si erano preparate da sé.

Andrea dovette ammettere che il risultato aveva sorpreso anche lui. Ma è anche vero che in quel momento erano così felici attorno al tavolo che qualsiasi cosa sarebbe andata bene. I suoi familiari brasiliani erano così entusiasti di provare una pizza fatta da un napoletano che anche le papille gustative erano euforiche. Valkiria ci mise poco a farsi considerare come una madre. A differenza di sua madre, Valkiria è una donna spensierata, leggera, che aveva un suo modo di preoccuparsi sano e per niente ansioso. Una donna semplice ma non per questo frivola. L'esatto opposto della madre di Andrea: austera, rigida, ansiosa, diffidente, concentrata quasi sempre sul lavoro, sui doveri e sui soldi. Le regole ferree della sua famiglia lo hanno sempre costretto a dover porre un freno alla sua voglia di leggerezza, di semplicità. Con Valkiria era libero di essere sé stesso.

Il cibo fu uno dei modi con cui hanno dialogato e anche la scusa per stare spesso tutti insieme. Una delle occasioni che più piacevano ad Andrea erano quelle in cui mangiavano il churrasco, una grigliata mista di carne.

Per loro, il churrasco è una vera e propria tradizione. Mangiare il churrasco significa stare in compagnia. Ma ciò ovviamente non deve distrarre dal fatto che la carne andava scelta con cura. Dalla picanha ai tagli più sottili, ogni pezzo di carne era di una tenerezza incredibile. Quando Andrea la provò per la prima volta gli era sembrato di assaggiare la carne più buona di sempre. Poi, per fortuna, gli capitò più volte di mangiarla durante la sua esperienza in Brasile. Valkiria e Beto si sfidavano a colpi di pietanze in una competizione divertente, romantica e che rimandava ad una bellissima e spensierata atmosfera familiare, lontana anni luce dal suo primordiale concetto di famiglia al quale era abituato.

L'unico modo per smaltire tutto quel cibo era fare attività fisica. Ma i corsi all'università e le uscite gli occupavano già molto tempo. Anche per questo, le partite a calcio con Duda si rivelarono fondamentali! Se non avesse giocato, sarebbe sicuramente tornato con molti chili in più. Invece, per qualche motivo, è tornato addirittura in forma e con un po' di abbronzatura fuori stagione!

Andrea ha chiuso il cellulare. Mancava ancora un po' al suo volo ma ha deciso di iniziare ad avvicinarsi alla zona in cui dovrebbe esserci il suo gate. Camminando e guardando oltre i finestroni vetrati dell'aeroporto di San Paolo, ha realizzato che ormai è in Brasile, vicinissimo alla sua meta Porto Alegre. Non ha detto niente del suo ritorno alla sua famiglia brasiliana. Voleva fargli una sorpresa. Così aveva scritto solo a Duda e gli aveva chiesto di mantenere il segreto. Per accertarsi che fosse tutto vero, Duda lo aveva chiamato e poi lo aveva aiutato a organizzare la sorpresa.

«Sono davvero felice...» gli aveva detto prima di chiudere.

«Anch' io» gli ha detto Andrea e si sono salutati.

Lui e Duda erano stati proprio come due fratelli e presto l'avrebbe rivisto. Dopo l'estate, toccò a Duda venire in Italia per fare l'Erasmus e trascorsero altri sei mesi insieme. Andrea gli fece da Cicerone, cercando di essere all'altezza della guida che era stato Duda per lui. In questo, fortunatamente, Napoli e l'Italia lo aiutarono decisamente. Girarono il paese in lungo e in largo e ogni nuovo posto lasciava Duda stupefatto. La famiglia di Andrea lo accolse con affetto sperando che anche lui ora possa dire di avere dei genitori italiani! Poi Duda tornò in Brasile e rimasero in contatto grazie ai social. Lo stesso valeva per i suoi familiari ma col tempo i contatti non ebbero più la stessa frequenza, seppure in quelle rare occasioni in cui si sentivano era come se nulla fosse cambiato.

Una cosa è certa: rivedere la sua famiglia brasiliana, ritornare alla casa dove ha abitato per sei mesi, respirare nuovamente quell'aria piena di odori completamente diversi, è stata una delle emozioni più grandi del viaggio che ha fatto. Andrea è ritornato alla sua seconda casa e non poteva essere più felice di così.

12. Ritorno a Porto Alegre e il discorso sui glutei

Quando soggiornò a Porto Alegre per la prima volta, quasi vent'anni fa, Andrea era solamente uno studente di medicina. Non aveva ancora ben chiaro in mente il percorso da compiere e che direzione prendere. Oggi è ritornato consapevole di aver fatto la scelta giusta e che il merito di ciò è anche dei mesi che ha trascorso in Brasile.

La decisione di fare il chirurgo plastico non fu una scelta che ha preso fin da subito, ci è arrivato col tempo.

Ha sempre concepito il medico come qualcuno che agisce in prima persona, in modo diretto. Per questo motivo la figura del chirurgo è quella che lo ha sempre attratto maggiormente. Ma prima di arrivare a capirlo ci è voluto un po'.

Il suo percorso verso la decisione di fare il chirurgo plastico è stata una vera e propria escalation. Dopo aver annunciato a suo padre che tipo di studi voleva intraprendere, il secondo step da superare è stato quello di scegliere in cosa specializzarsi. Inizialmente aveva valutato l'idea di fare il cardiochirurgo. Gli sembrava un campo in cui avrebbe davvero potuto dare un contributo concreto, compiere azioni anche in grado di salvare vite. Insomma, gli sembrava una vera e propria scelta di cuore! Ma non era del tutto convinto.

Parallelamente, la possibilità di dedicarsi alla chirurgia generale rappresentava una sfida allettante. Ma non sapeva se accettarla o meno. La strada era estremamente tortuosa e un po' c'era anche il timore di fallire. Non perché non si ritenesse in grado di farcela, ma per certi versi gli sembrava difficile riuscire a inserirsi in quel ramo, le opportunità gli apparivano limitate.

Intanto, più approfondiva gli studi in chirurgia, più andava a fondo, e più sentiva che si stava avvicinando a una chirurgia di superficie. Il paziente di chirurgia plastica è un paziente che si presenta per una chirurgia di superficie perché ovviamente è una chirurgia che non prende in considerazione strutture nobili, tipo gli organi interni. Si resta a livello cutaneo. Ma in realtà è un paziente profondo, perché è un paziente che di base si porta dietro un bagaglio di insoddisfazioni, di lotta personale, con la propria immagine e con l'apparire. Spesso è un paziente che vive di competizioni. Gli ultimi strati sono quelli più facili da mettere insieme ma sono i più complessi da gestire perché sono effimeri, composti da desideri, da confronti, da insoddisfazioni. La maggior parte dei suoi pazienti sono insoddisfatti, pieni di storie e traumi che ancora devono superare. Negli anni Andrea ha capito che la cosa più difficile da gestire in un paziente è l'emotività. Se un chirurgo generale dovesse operare ad esempio un'infiammazione della colecisti, una volta asportata, il problema è risolto. Nel suo caso non è propriamente così. Il lavoro di superficie è decisamente meno complesso mentre il lavoro psicologico spalanca delle porte della psiche che sono molto più difficili da chiudere. Un suo vecchio collega gli raccontava di un chirurgo plastico che incontra un paziente con un brutto naso, tradito dalla moglie e con una vita sociale poco motivante. Dopo aver simulato il naso al pc viene operato con un risultato al 100% simile alla simulazione. Niente però nella vita di quest'uomo cambia: continuano i tradimenti della moglie, la sua vita sociale non migliora e anche il lavoro inizia ad andare peggio. Morale della favola? Il paziente spara al chirurgo! E che voi ci crediate o no, questa è una storia vera. Tutte le aspettative erano state poste in quell'intervento che, nonostante l'ottima riuscita tecnica, non aveva messo a posto i tasselli critici della sua vita. Questa storia ha lasciato Andrea esterrefatto e gli ha fatto capire quindi, che la superficie nasconde una profondità abissale.

Più esplorava e più si interessava ad aspetti che fino ad allora aveva trascurato. Aveva scartato a priori altre possibili direzioni, ma senza una ragione precisa. Così si è reso conto di provare un interesse sempre maggiore per un tipo di chirurgia che riguarda la superficie perché è un rimodellamento, che non va all'interno o, meglio, fino a un certo punto. Inoltre, era sempre stato convinto che fosse anche più semplice da apprendere e per questo non rappresentava un qualcosa a cui ambire. Ma nel frattempo si stava rendendo conto di non ambire a diventare un chirurgo generale, che non fosse la sua "vocazione". Così, dopo aver fatto le dovute valutazioni, essersi confrontato con professionisti del settore e con la sua famiglia, e individuato anche le opportunità accademiche e professionali, Andrea scelse la chirurgia plastica.

Un punto di svolta in questo suo lungo percorso decisionale fu il suo secondo viaggio in Brasile. Era il 2005, aveva 26 anni e si era appena laureato. Erano trascorsi solo due anni dalla prima volta che era stato a Porto Alegre ma i mesi intensi pre-laurea e tutto ciò che era seguito facevano sì che gli sembrasse che fosse passato molto più tempo.

Dopo aver concluso gli studi, festeggiato e brindato al

futuro, la verità è che non gli era ancora chiaro che strada intraprendere. Sentiva di aver bisogno di ancora un po' di tempo per studiare e valutare.

Subito dopo la laurea era ancora legato all'idea iniziale, era già interno di chirurgia generale a Napoli e avrebbe presto partecipato al concorso in quella sede con il suo professore di riferimento. Ma c'erano già altri pretendenti per lo stesso posto che lo precedevano e il professore fu onesto nel dirgli che avrebbe dovuto aspettare prima di poter accedere.

«Se devo aspettare qua, e poi aspettare anche per imparare, preferisco cambiare e fare qualcosa che posso imparare più velocemente e prima» gli aveva risposto con schiettezza.

Così il tentativo non andò a buon fine, ma Andrea si era reso conto di non essere davvero scontento del risultato. Già nei mesi precedenti non aveva affrontato la preparazione con totale convinzione e il dubbio si era insinuato sempre di più. L'esito negativo del concorso fu lo stimolo necessario per fare una valutazione più approfondita delle sue reali ambizioni. Questa fu la scintilla che gli ha fatto definitivamente cambiare idea. Probabilmente, se fosse entrato in chirurgia generale al primo tentativo, ora avrebbe fatto il chirurgo generale. Il fatto che invece abbia avuto questa risposta e, intanto, maturasse già dentro di sé altre idee, lo ha spinto a cambiare e fare un'altra scelta.

Per farla, però, aveva bisogno di fermarsi un attimo e vagliare tutte le possibilità, e soprattutto capire quale era il suo desiderio. A volte, per valutare bene una situazione, occorre allontanarsi il più possibile e guardarla da una nuova prospettiva, con il giusto distacco. In quell'istante, il pensiero al Brasile fu immediato. In quale altro luogo si ero sentito come a casa, era stato davvero sé stesso ed era in grado di darsi gli stimoli giusti per prendere la decisione giusta?

Così decise di tornarci per trascorrere altri sei mesi.

«Per vedere cosa si dice la...» aveva detto a suo padre.

«Cosa significa Andrè?» gli rispose un po' arrabbiato. «Tieni bisogno di andare fino in Brasile per capire se vuoi fare il chirurgo?»

«E lascialo fare...» intervenne la mamma.

«Ancora con questa storia?» gli rispose il papà.

«Pure la prima volta dicesti la stessa cosa. Sembra che sia sempre io a non volerlo fare andare, ma non è così. Pure a me fa piacere se lui riesce a capire cosa è giusto fare. Ma non voglio che faccia cose inutili che lo distraggono solamente. Che ci siamo a fare noi se non lo consigliamo? Poi che voglia andare in Brasile o in Indonesia a me non cambia nulla, sono scelte sue. Ma è importante che abbiano un senso».

«Ho parlato con delle persone che ho conosciuto durante

l'Erasmus. Mi hanno presentato alcuni corsi che sembrano molto interessanti e mi hanno dato la disponibilità ad accogliermi nella stessa università, così posso andare lì a frequentare anche singole cose specifiche alle quali sono interessato...»

Il padre e la mamma lo ascoltavano con interesse. Non erano preoccupati, sapevano che prima o poi avrebbe fatto la sua scelta e che c'erano infinite possibilità davanti a lui. Inoltre, ormai erano abituati all'idea che viaggiasse di continuo. Ma sentire nominare il Brasile era come se li avesse fatti tornare un attimo indietro di qualche anno. E i ricordi facevano lo stesso effetto anche su di lui. Erano ancora molto freschi e la voglia di rivedere alcune persone non si era esaurita. Unire le possibilità di studi e approfondimento con quelle di piacere era un'opportunità troppo allettante. Andrea si sentiva volenteroso e pronto a tornarci. In Italia non era riuscito nel suo intento, avrebbe dovuto aspettare un po' di tempo prima di poterci riprovare. E intanto non voleva e non poteva starsene con le mani in mano. Aveva bisogno di un posto in cui si era già ambientato, in cui potersi muovere agilmente. Come faceva a non scegliere il Brasile?

13. Festa a sorpresa: il calore della famiglia

La seconda volta in cui uscì dall'aeroporto di Porto Alegre forse fu anche più emozionante della prima. Nel 2003 arrivava in un luogo sconosciuto, di cui si era solo fatto un'idea dalle cose che aveva letto o visto in giro. Non sapeva a cosa andasse incontro e tutto era un'incognita. Per questo era stato un viaggio all'insegna della scoperta. Ogni cosa era una novità. Nel 2005, invece, sapeva già la strada che voleva percorrere. Conosceva quei luoghi, quella città, le stradine attorno alla casa di Beto e Valkiria, le aule dell'università, la piazza dove si riunivano la sera. Era un ritorno in luoghi in cui era stato bene e l'emozione era dovuta ai ricordi e ai sentimenti.

Si aprirono le porte e nello stesso punto in cui un tempo c'erano stati Beto e Valkiria, ora c'era Duda.

Si guardarono, entrambi mostrarono un sorriso enorme. Si abbracciarono dandosi delle forti pacche sulla schiena, sempre più forti, come a sfidarsi per gioco. Andrea si allontanò e lo guardò tenendo entrambe le braccia sulle sue spalle.

«Come stai?» gli chiese.

Non lo vedeva da quando era venuto in Italia per fare i suoi mesi in Erasmus ed era stato loro ospite. Era passato poco più di un anno da allora.

«Io bene, e tu?» gli chiese mentre lo osservava dalla testa ai piedi. «Ora vai in giro con le polo? Sei diventato proprio un signore...»

«Ma le ho sempre messe!»

«Di sicuro non qui in Brasile, altrimenti non saremmo usciti insieme!» gli disse divertito. «Ecco cosa succede a chi si laurea! Hai festeggiato abbastanza?».

«Certo, da noi si festeggia alla grande!»

«Allora dobbiamo festeggiare pure noi...».

«La tua laurea è anche un po' brasiliana!»

«Assolutamente...è molto brasiliana!» Duda gli prese la valigia e gli fece strada.

«Aspetta, la porto...»

«No no, non ti preoccupare, ci penso io...»

«Ma perché me la devi portare tu? Mica sei il mio facchino!» gli disse Andrea inseguendolo.

«Non ti preoccupare, c'è un altro facchino...»

«In che senso?» gli chiese mentre non capiva cosa

intendeva.

Duda non gli rispose e accelera il passo verso il parcheggio.

Andrea lo seguì insospettito e dopo aver superato un paio di file di auto arrivano alla sua.

«Ma hai lasciato le porte spalancate?» gli chiese Andrea sorpreso appena vide l'auto.

Aveva tutte le porte aperte e perfino il portabagagli sollevato. Sembrava un'auto in esposizione per la vendita.

Poi, dal lato opposto al loro sbucò Rafael, in canotta e con la faccia sorridente.

«Sorpresa!» gli disse esultante.

L'aveva lasciato due anni prima che era appena poco più che un bambino. Tra lui e gli altri due fratelli c'era una netta differenza d'età. Per questo era sempre stato il piccolo della casa. Tra André e Duda c'erano tre anni di scarto, quindi al momento avevano rispettivamente 29 e 26 anni. Tra Duda e Rafael invece ne passavano 5 di anni. Così si ritrovava di fronte un ragazzo in piena adolescenza, che in soli due anni era già cresciuto molto.

«Ma li regalano i centimetri in Brasile?» gli chiese scherzando.

Rafael si avvicinò e lo abbracciò affettuosamente.

«Ma che fai?» lo richiamò Duda. «I facchini non abbracciano i clienti. Devi prendere la valigia!»

«Ah è vero, scusa!» Rafael si staccò rapidamente, stando al gioco del fratello. «Posso?» gli chiese facendo un leggero inchino e allungando la mano verso la valigia che Duda aveva portato.

«Certo, grazie...» gli disse Andrea divertito.

«Perché hai lasciato tutte le porte aperte?» Duda chiede a Rafael.

«Volevo far arieggiare un po', tu mi hai lasciato senza chiavi...»

«E che dovevi farci con le chiavi?»

«Accendere l'aria condizionata!»

«Se sapessi che non te ne approfitteresti per andartene in giro, te le lascerei...ma lo sai che non mi fido»

«In che senso se ne va in giro?» chiese Andrea sorpreso ad André.

«Nel senso che ormai ha imparato ad accendere la macchina e se ne va a spasso...»

«E chi glie l'ha insegnato?»

«Io...»

«Ah, quindi è colpa tua!»

«Si, pure io ho imparato alla sua età... ma mica prendevo le chiavi e me ne andavo in giro!»

«È l'adolescenza...»

«Si, si, chiamiamola così»

Rafael richiuse il portabagagli e si avvicinò alla

portiera del passeggero.

«Prego...» gli disse invitandolo a salire con faccia seriosa.

«La ringrazio» e Andrea prese posto. Richiuse la portiera e va a sedersi dietro.

«E che fai? A me non chiudi la porta?» gli chiede Duda.

«No, ho sentito che hai parlato male di me, te la chiudi tu!» affermò fingendosi offeso.

«Sei il peggior facchino di tutto il Brasile!» ribatté André mentre saliva al posto del guidatore e metteva in moto.

In viaggio il vento del Brasile accarezzava il volto di Andrea come la prima volta in cui aveva fatto la strada dall'aeroporto alla casa con Beto e Valkiria. Riconobbe parti della città che osservava fuori dal finestrino mentre Duda lo aggiornava sulle ultime novità della sua famiglia. Il tempo volava e in un attimo arrivarono. Come se non bastassero la frenata e il rumore delle gomme sulla strada non perfettamente asfaltata davanti casa, Duda suonò il clacson per annunciare il loro arrivo.

Dalla casa non uscì nessuno ma ad Andrea sembrò normale visto che non avevano detto a nessuno del loro arrivo. A quanto pare, solo Rafael lo sapeva perché Duda glielo aveva detto per convincerlo ad accompagnarlo.

Entrarono in casa e già riconobbe gli odori della cucina di Valkiria. Qualcosa era stato cucinato di recente ma tutto era insolitamente silenzioso. D'istinto si affacciò nella cucina sulla sinistra e non c'era nessuno. Alcune cose erano distribuite tra il tavolo e il piano cottura, ma niente di strano rispetto a come lo ricordava. Mancava poco al pranzo e qualcosa era stato già predisposto. Alla sua destra invece c'era il salotto, perfettamente in ordine.

Duda non si era fermato e andò verso il corridoio mentre Rafael lo seguiva con la valigia.

«Permesso?» gli disse per farlo spostare. Andrea si fa di lato e vide che va anche lui verso il corridoio portando la sua valigia.

«Non ti ricordi la strada?» gli disse girandosi sorridente.

«Si, me la ricordo...». «Ma dove sono gli altri?»

Rafael non gli rispose, quasi raggiungendo la stanza dove dormivano lui e Duda.

Li raggiunse anche lui e improvvisamente si trovò davanti tutta la famiglia riunita!

«Sorpresa! Bentornato!» gli dissero in coro. «Auguri!»

«Ma...» è l'unica cosa che Andrea riuscì a dire. Con Duda erano d'accordo di fare loro una sorpresa e invece si ritrova Beto, Valkiria e André nascosti in stanza!

«Io volevo mettere uno striscione nel salotto, però gli altri non erano d'accordo...» gli disse Valkiria.

«La laurea è una cosa seria, mica è una festa di compleanno...» ci tenne a precisare Beto.

«Però così non è stato d'effetto...» disse rammaricata Valkiria.

«Che c'era di meglio dell'effetto sorpresa?» gli chiese ironico André.

«Auguri fratello» gli disse André salutandolo affettuosamente.

«Però il pranzo non hanno potuto impedirmi di prepararlo!» annunciò Valkiria.

In men che non si dica, si ritrovano tutti a tavola tra un carnevale di piatti e pietanze diverse.

Dopo cinque minuti, Andrea era già sazio. Non era più abituato a quei ritmi, a quelle mangiate. Non che a casa dei suoi non se ne facessero, ma quando in Brasile si impegnano sono in grado di fargli concorrenza!

«Ora è il momento dei pastel!» esclamò Valkiria.

Andrea la guardò sorpreso. Tutti esultarono come se non aspettassero altro. Si toccò la pancia per capire se potesse ancora farcela, ma si rese conto che stava già pregustando il sapore dei pastel. Erano due anni che non ne toccava uno. Come avrebbe fatto a dire di no?

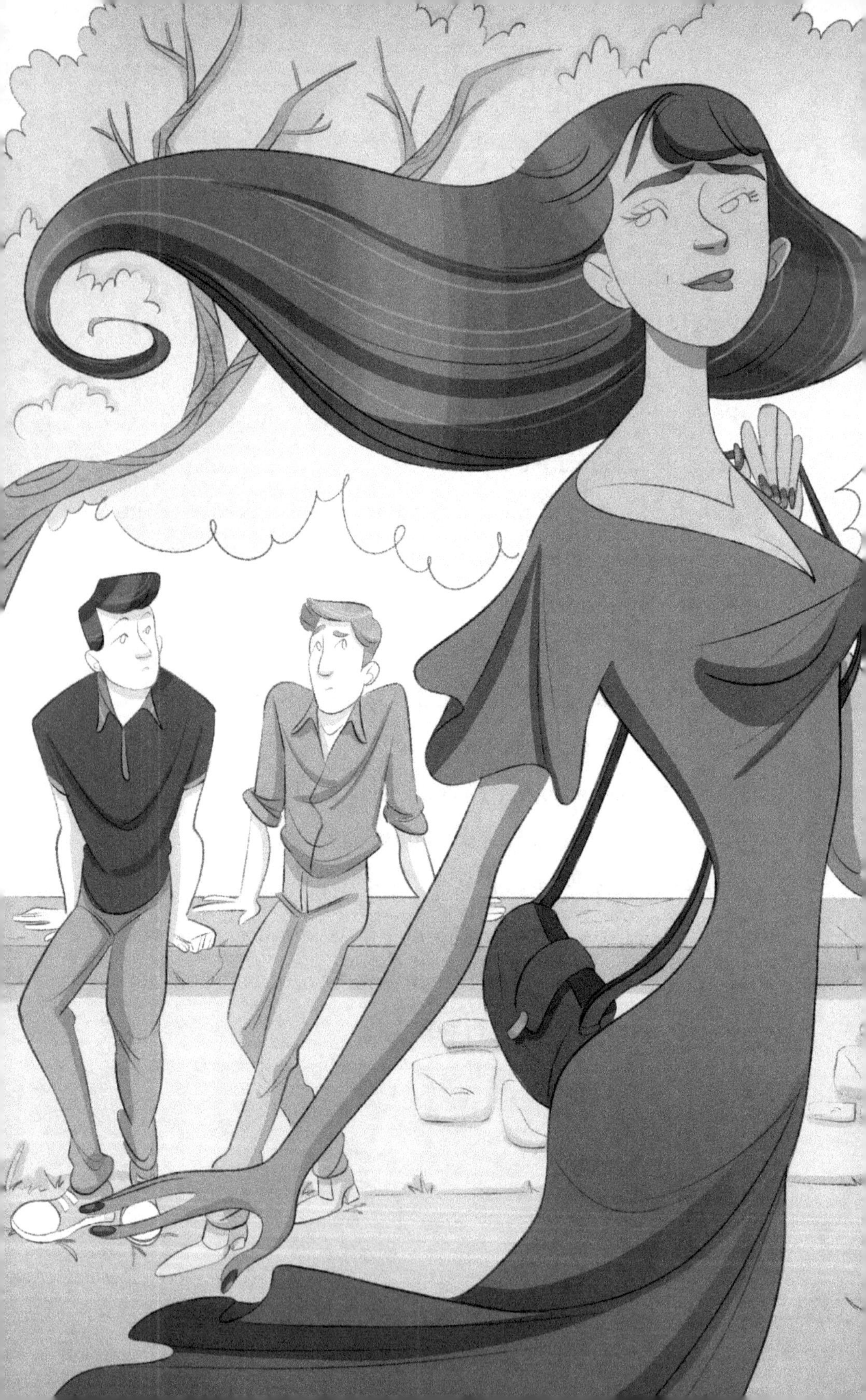

14. Oltre il corpo: la psicologia della chirurgia estetica

Mentre Andrea ha preso posto nel secondo aereo di giornata, il ricordo dei pastel è così vivido che gli viene un brontolio allo stomaco. L'insalata non è abbastanza per calmare la fame, e poi - come ha potuto verificare di persona - non si è mai abbastanza sazi per rifiutare i pastel di Valkiria!

La seconda volta che stette in Brasile, Andrea ne ha mangiò più della prima. Tornato in Italia aveva anche provato a farli ma non avevano lo stesso sapore. Un po' come quando fai il caffè nella moka senza trovarti a Napoli, manca sempre qualcosa.

Quindi l'unica soluzione era fare scorta finché poteva!

Purtroppo, anche il secondo round di sei mesi in Brasile finì troppo in fretta. Rispetto a due anni prima godeva di una libertà maggiore, aveva meno orari e incombenze da rispettare all'Università. Ne approfittò per girare di più, spesso in compagnia di Duda che, intanto, aveva iniziato a lavorare in uno studio medico poco fuori Porto Alegre. Ognuno era più concentrato sul proprio percorso e il giorno era dedicato al lavoro e agli studi. Intanto, Andrea aveva la possibilità di seguire dei corsi monotematici su determinati argomenti che gli permettevano di approfondire determinate conoscenze e lo aiutavano a capire quale strada intraprendere. Aveva scelto quelli che sembravano più interessanti, poi si rese conto che erano per la maggior parte vicini alla chirurgia plastica.

Intanto, più stava in Brasile e più si allontanava dalla visione del "cortile domestico" alla quale suo padre aveva sempre sperato che si legasse.

La sera, intanto, le uscite con Duda non mancavano mai. La socialità dei brasiliani fece sì che non fossero mai soli, stringeva facilmente amicizia, anche nel giro di qualche minuto. Erano tutti molto socievoli e si ritrovavano spesso in gruppi di persone con cui condividevano una bevuta, un'escursione improvvisata o semplicemente una chiacchierata. In questo modo Andrea ebbe anche la possibilità di conoscere numerose ragazze.

Prima di partire per l'Erasmus, su una rivista aveva letto una lista dei paesi ed erano elencate alcune modelle di fama internazionale prese ad esempio. Poco aveva creduto a quell'articolo che sembrava più una cosa basata su dei cliché privi di fondamento. "In ogni nazione ci sono belle donne" si era detto, e le foto delle altre nazioni presenti in lista confermavano la cosa. Quella del Brasile appariva quasi come una campagna di marketing per attirare turisti. E siccome lui non lo era, non si era lasciato abbindolare dalla notizia. Ma, quando arrivò in Brasile, si dovette ricredere completamente. Il mito della bellezza brasiliana era più che vero. Nelle donne c'era qualcosa che le faceva risultare non solo belle, ma anche affascinanti ed eleganti. Il naturale portamento e la predisposizione fisica le rendeva belle sotto ogni punto di vista e presto divennero un punto di riferimento anche professionalmente. Al di là delle simpatie individuali con alcune ragazze che frequentò durante i suoi periodi in Brasile, le donne avevano davvero dei fisici invidiabili. E per un chirurgo plastico quelle forme così sinuose e perfette non potevano che essere fonte d'ispirazione. Con i colleghi di corso scherzavano spesso a proposito, si dichiaravano sconfitti di fronte ad alcuni volti, seni e glutei già di per sé perfetti.

«Voglio essere in grado di realizzare forme così...»

aveva detto un suo collega, Lorenzo, mentre eravamo seduti sul muretto circolare al centro della piazzetta. Anche lui era uno studente di chirurgia in Erasmus a Porto Alegre e veniva dalla Toscana. Questo faceva sì che grazie al suo accento, le cose che diceva risultassero molto divertenti. Aveva un modo nel dirle, che ad Andrea veniva difficile imitare. Ad ogni modo, si stava riferendo a una ragazza che era passata loro davanti a passo svelto e con i capelli biondi al vento. «Altrimenti non potrò mai dire di essere un bravo chirurgo» aveva poi aggiunto.

Andrea lo ascoltava divertito e rifletteva su ciò che aveva detto. In fondo aveva ragione. Un bravo chirurgo plastico deve essere in grado di realizzare le forme richieste dalle proprie pazienti e per farlo deve avere gusto, ma non solo, servono i giusti riferimenti!

Con Lorenzo, si ritrovò spesso a parlare di numerosi aspetti relativi a un'applicazione etica della chirurgia estetica. Quando lo conobbe, lui era già convinto di voler intraprendere la carriera da chirurgo plastico - cosa che tuttora fa - e confrontarsi con lui, Andrea trovò ciò molto utile per definire il suo approccio verso la medicina estetica.

«Quello che facciamo noi è una cosa molto più profonda di quanto le persone immaginano...» diceva. «Dicono che i nostri interventi riguardano aspetti superflui, che è solo estetica...»

Quando motivava la sua aspirazione si lasciava trasportare dalla passione e faceva delle pause per dare importanza a quello che aveva detto.

«E invece no, noi offriamo molto di più alle persone. Noi curiamo il loro corpo! Facciamo in modo che si sentano bene con sé stessi, che si vedano come desiderano vedersi. Ed è in questo modo che agiamo sul loro spirito. Non è solo una questione di corpo!»

«Non ti agitare» gli diceva per smorzare i suoi toni. Lui lo guardava serioso per alcuni attimi, poi si lasciava andare a un sorriso.

«Non sei d'accordo?» gli chiedeva.

«Sì» gli diceva Andrea, anche se non aveva ancora formulato una sua idea precisa a riguardo. Non era neanche sicuro di voler fare il chirurgo estetico. Però, in alcuni momenti, gli capitava di ripensare alle sue parole e fare i suoi ragionamenti. Così il giorno dopo continuavano a parlarne, e così per molto tempo e su diversi argomenti, analizzando a fondo numerosi aspetti del loro futuro lavoro. Avevano molti pregiudizi da superare, in primis quelli relativi alle difficoltà presenti in quel campo. Oggi, a distanza di anni, Andrea ride al pensiero che fosse convinto che scegliere la chirurgia estetica era una scorciatoia per mantenersi "più easy". In realtà, presto scoprì che, in parte, era più complicata di quello che pensasse.

In particolare, nella gestione dei pazienti. rispetto alla chirurgia generale o salvavita, questo tipo di chirurgia richiede più impegno nel rapporto empatico che si crea con il paziente. La gestione psicologica è uno degli aspetti più importanti. Quello di cui si è reso conto con l'esperienza è che l'approccio e il legame con il paziente è fondamentale e fa la differenza. Tutte le difficoltà di tecnica in meno che pensava di superare scegliendo la strada che gli sembrava più facile, in alcuni casi, sono poi compensate dalle difficoltà di gestione che non ci sono nelle altre chirurgie. L'empatia è qualcosa di naturale che si può sicuramente alimentare ma che nessuno può insegnarti.

Sono cose che si imparano soprattutto nel quotidiano, nella gestione di tutti i giorni, con l'esperienza. Anche se sai di avere completamente ragione nei confronti di qualcosa o qualcuno, devi imparare a soprassedere. Dall'altra parte c'è sempre una persona pronta a ricevere dei messaggi ma bisogna porgerli nel modo giusto. Il paziente non va aggredito perché si pensa di aver ragione altrimenti si perde subito l'empatia. E questo insegnamento può provenire solo dalla vita di tutti i giorni. Se si alza la voce con le persone con cui stai parlando, queste smettono di ascoltarti. Diventare un buon chirurgo plastico significa quindi lavorare molto sulla propria persona e sull'approccio. Le cose sono strettamente connesse. Bisogna saper gestire il paziente, accompagnarlo, consigliarlo nel modo giusto, dargli le giuste attenzioni.

Molte di queste cose Andrea le apprese anche in Brasile. Dover creare da zero dei nuovi legami, dei nuovi rapporti che sapeva destinati a essere duraturi perché in quel posto ci sarebbe dovuto rimanere per sei mesi, è stato molto importante.

Andrea si preoccupò di non fare una brutta impressione, di non sbagliare nei comportamenti, soprattutto nei confronti di chi lo ospitava. Allo stesso modo, scoprì il piacere nel creare dei rapporti empatici. Il piacere nello scoprire qualcosa dell'altro. Il piacere nello stare semplicemente insieme.

Così ogni timore iniziale scomparve.

Le nuvole che assomigliano ai corpi adesso assumono per lui un nuovo significato. I rapporti umani e personali prima erano come quelle nuvole, senza forma, aleatorie. Adesso invece, ha capito che per dare continuità ai rapporti serve impegno, qualcosa di concreto, di tangibile e che non si sgretoli con un soffio di vento più forte.

Senza più preoccupazioni le cose sono venute da sé. Non ha fatto calcoli e ha vissuto lasciandosi trasportare dalle situazioni.

Con la stessa naturalezza, oggi, affronta il suo lavoro. Con lo stesso piacere, ha imparato ad ascoltare i suoi pazienti ed è con lo stesso piacere che li ricorda, perché ognuno è stato una tappa fondamentale della sua crescita personale e professionale.

Andrea spera sempre che non si tratti di nuvole passeggere ma di ricordi concreti.

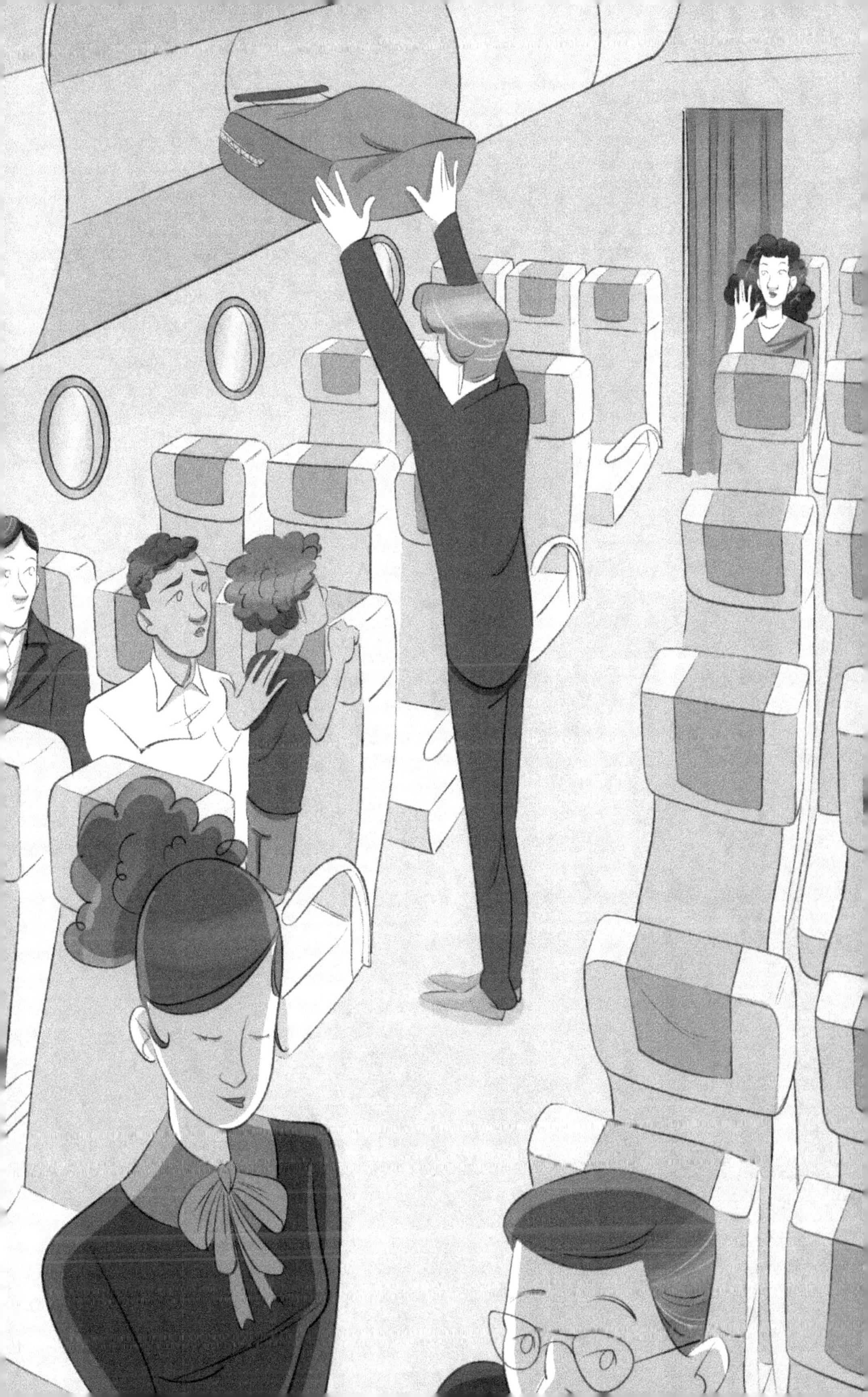

15. Empatia in volo

Mentre era in attesa che tutti i passeggeri prendessero posto e l'aereo fosse pronto al decollo, a fianco a lui si sono seduti un bimbo che avrà avuto tra i 5 e i 6 anni e nel posto più esterno, il padre. Il bimbo era spaventato da quello che era il primo volo della sua vita e il padre cercava di tranquillizzarlo il più possibile.

«Perché mamma non è seduta vicino a noi?» gli ha sentito chiedere mentre si girava all'indietro per cercare la mamma seduta qualche posto più in là.

Andrea si era stupito del fatto che riusciva ancora a capire bene il portoghese nonostante era un po' che non lo parlasse.

«Perché il suo posto è un po' più dietro» gli ha risposto il padre. «È laggiù, non la vedi?»

Il bimbo si è sollevato sulle ginocchia per cercare di vedere oltre le tante teste che gli coprivano la visuale.

Incuriosito, si è voltato anche Andrea per guardare e ha visto una donna con il braccio alzato che salutava e sorrideva al bimbo.

«Eccola!» ha esclamato il bimbo indicandola con l'indice.

«Fai ciao alla mamma» lo ha incitato il padre. «E rimettiamoci seduti altrimenti quei signori che abbiamo visto prima ci richiamano».

Il bimbo ha guardato preoccupato gli assistenti di volo.

«Quando atterriamo raggiungiamo subito subito la mamma!» gli ha detto il padre per tranquillizzarlo.

«Quando atterriamo?» gli ha chiesto il figlio.

«Dobbiamo prima partire... l'aereo va prima su e poi torna giù» gli ha detto facendo il movimento su e giù con la mano.

Il bimbo ha fissato la mano preoccupato ed è rimasto in silenzio mentre era ancora in ginocchio sul sedile.

«Dai mettiamoci composti...»

Il bimbo si è messo seduto senza pensarci su, poi è ritornato di scatto nella stessa posizione di prima e ha salutato di nuovo la mamma. La donna ha ricambiato sempre sorridente e il bimbo è tornato seduto.

«Ma come fa l'aereo ad andare su?» ha chiesto il bimbo che stava ancora pensando a quello che gli aveva detto il papà.

Il bimbo ha continuato così a lungo, riempiendo di domande il padre che con pazienza lo ascoltava, rispondeva a ogni sua domanda e spiegandogli tutto per filo e per segno finché il bimbo non era soddisfatto. Poi restava in silenzio qualche secondo e rifletteva su ciò che gli aveva detto il papà. Dopo poco ripartiva con una nuova domanda. Era un bimbo estremamente curioso e chiedeva cose piuttosto intelligenti. Andrea non sa se al posto del padre sarebbe stato in grado di rispondere a tutto. Ci sono domande che uno non immagina neanche perché riguardano cose che diamo per scontate; invece, i bambini con la loro curiosità vogliono capire tutto, scoprono le cose per la prima volta e sono in grado di mettere in dubbio anche le cose più semplici.

Il botta e risposta tra quel padre e il figlio e la complessità di alcune domande gli ha ricordato di Valeria, la prima paziente alla quale Andrea ha detto di no.

Valeria era la terza di cinque sorelle in continua lotta tra di loro per l'estetica. Le cinque sorelle avevano un'età che andava dai 30 ai 40 anni e tutte avevano una storia di vita abbastanza complessa. Chi separata, chi divorziata, chi amante, insomma, tutte con storie personali travagliate.

Era all'inizio della sua carriera e Andrea non poteva negare che in un primo momento avere cinque donne desiderose di avere interventi non poteva che renderlo felice degli eventuali e futuri profitti. Ma dopo i primi interventi a Valeria tutte le altre sorelle iniziarono a esagerare con le richieste. Lì scattò un primo campanello d'allarme che iniziò a far preoccupare Andrea per le future cause, soprattutto psicologiche, che si sarebbero potute palesare di lì a breve.

Questa euforia tossica aveva portato le sorelle a competere in termini di numero di interventi e di proporzioni di seni, glutei e labbra. Una di loro era amante di un procacciatore d'affari che andava da lui a contrattare il prezzo, portandolo in un circolo vizioso di interventi che dovette stoppare subito. Andrea era diventato sia un collante per le loro psicosi che il capro espiatorio delle loro insoddisfazioni. Si fagocitavano a vicenda e avevano stabilito una dinamica violenta nei suoi confronti.

Per iniziare a svincolarsi, Andrea decise di alzare i prezzi, dava appuntamenti in orari improponibili, fingeva addirittura di non essere in studio. Il pericolo era che, se una di loro fosse stata ad un certo punto insoddisfatta di un risultato, allora tutte le altre, come pietrine che generano poi una frana, lo sarebbero state a loro volta.

Le sorelle non lo ascoltavano e pretendevano interventi fuori misura, senza dare conto ai suoi consigli relativi alle giuste proporzioni e alla naturalezza di cui ogni bravo chirurgo deve tener conto.

Queste donne avevano una personalità superficiale, un alto tenore di vita e una vera e propria ossessione per la propria estetica. Valeria aveva una personalità dismorfofobica, ovvero priva di una concezione realistica di sé stessa.

Per un chirurgo, la possibilità di rifiutare un'operazione è un'eventualità da tenere sempre in considerazione, almeno per il modo in cui Andrea intende il ruolo del medico. In chirurgia esistono diverse motivazioni che possono portare un chirurgo plastico a dire di no ai propri pazienti. Andrea ha sempre lavorato per riuscire ad avere un approccio etico alla chirurgia estetica e crede che un chirurgo serio e professionale debba essere in grado di valutare bene ogni richiesta che gli viene fatta. Non si tratta di mettere in dubbio quelle che sono le volontà delle persone che chiedono un'operazione, ma di far sì che quel desiderio sia realizzabile senza conseguenze. Una persona può credere di volere una cosa e poi cambiare idea dopo poco. Per questo, quando si tratta di cose che vanno a modificare definitivamente parte del corpo di una persona, è giusto che questa sia convinta fino in fondo. L'obiettivo di un chirurgo è far sì che una persona si senta bene con sé stessa e non è detto che operando questo avvenga. Ci sono tanti fattori che possono influire e a tanti trattamenti spesso è necessario associare determinati stili di vita. Il problema è che, in un campo professionale come quello della chirurgia estetica, il "facile guadagno" è un elemento che può condizionare la valutazione di un chirurgo e farlo cedere anche in situazioni dubbie. Ma per Andrea un bravo chirurgo deve mettere al primo posto il benessere della persona che va da lui.

Ricorda ancora bene il lungo confronto che ha avuto con Valeria e i momenti in cui si chiedeva cosa fosse giusto o sbagliato fare. La sua ossessione violenta lo spinse a fermarsi e a rifiutare di intervenire ancora quando lei gli chiese di avere un naso come Michael Jackson. Una richiesta eccessiva dopo aver già avuto tre diversi interventi di seno, glutei e labbra.

In seguito, gli sarebbe capitato anche altre volte di affrontare situazioni simili, ma Valeria fu la prima in assoluto a cui si è ritrovato a rifiutare un'operazione.

Il bimbo si è messo seduto, ma nel suo sguardo Andrea vede ancora un po' di tristezza. Il padre è riuscito a rassicurarlo e per questo Andrea lo ammira e pensa che vorrebbe essere così anche lui per i suoi pazienti.

«Mettiamo la cintura» gli ha detto il padre per tenerlo occupato.

Ma il figlio non è riuscito a smettere di pensare alla mamma. Prima che l'aereo parta però hanno ancora qualche minuto e Andrea con la mente è tornato al presente!

«Mi scusi?» ha provato a dire con il suo portoghese zoppicante. «Se vuole posso fare cambio posto con sua moglie, per me è indifferente...»

Ha preso di sorpresa l'uomo con il quale non si è neanche presentato.

«Ah! Piacere Andrea...». «Non ho potuto fare a meno di seguire il siparietto tra lei e suo figlio...se le fa piacere posso cedere il posto a sua moglie...»

«Sì sì sì!» dice il bimbo che ha seguito la conversazione essendo seduto tra lui e il padre.

«Piacere, Mateus...». «Non ce n'è bisogno... il viaggio non dura poi così tanto»

In quel momento si è rivisto negli occhi delusi di quel bambino. Anche sua madre ha sempre rincorso il rapporto con suo padre che, a sua volta, non perdeva occasione per allontanarla e allontanarsi da lei e anche da Andrea.

Il bimbo ha guardato il padre preoccupato. La sua speranza era che lui dicesse di sì.

«In tre dura ancora meno!» gli ha detto Andrea sorridendo.

Mateus ha reagito ridendo a sua volta. «Va bene allora, se proprio insiste... la ringrazio...» e si è voltato verso la moglie facendole alcuni cenni.

«Vado a dirglielo io...» gli dice Andrea che si è slacciata

la cintura e ha preso lo zaino sotto al sedile.

«Ok, grazie... da così lontano è difficile comunicare a gesti!». «Carlos, alziamoci un attimo così facciamo passare il signore che fa cambio posto con la mamma».

Carlos, come se l'avesse sempre fatto, si è slacciato la cintura e si è alzato con il padre per lasciarmi passare.

«Grazie ancora...».

«E di che...buon viaggio!» gli ha risposto Andrea allontanandosi.

«Buon viaggio signore!» ha esclamato il piccolo Carlos entusiasta.

Andrea ha raggiunto la mamma e l'ha informata del cambio. La signora lo ha ringraziato e ha raggiunto la sua famiglia.

Così ha scambiato il suo posto vicino al finestrino per uno esterno. Andrea si sentiva molto felice di averlo fatto. Aveva scelto il posto online senza pensarci troppo. È quasi sempre stato vicino al finestrino e l'ha fatto in automatico. Però ora si rende conto che forse è meglio così, di decolli nuvole e atterraggi ne ha avuto già abbastanza. Gli mancava solo di vedere altri volti mentre era in volo! Queste ultime due ore che lo dividono dall'arrivo ha preferito farle riposando.

Sono le 5:20 e chiudere un po' gli occhi può fargli solo bene.

16. Il terzo viaggio in Brasile

Riapre gli occhi mentre stanno atterrando. Il tonfo delle ruote sull'asfalto è la prima cosa che sente. Con gli occhi chiusi anche il tempo è volato!

L'aereo è arrivato con leggero anticipo, sono poco dopo le 9 ora locale. Ci sono 5 ore di fuso orario con l'Italia ma la dormita tattica lo ha già aiutato a regolarsi col nuovo orario.

Attende il suo turno per alzarsi e raggiungere la cappelliera dove ha lasciato il bagaglio. Da lontano vede Carlos e i suoi genitori. Mateus, il padre, si gira per salutarlo e i tre si dirigono verso l'uscita. La fila scorre e presto anche Andrea è fuori dall'aereo.

Scende le scalette e nel cammino tra l'aereo e la porta d'accesso all'aeroporto si gode il momento. Finalmente sta respirando l'aria brasiliana. Durante lo scalo a San Paolo era stato all'interno tutto il tempo. Ora invece, può sentire il sole del Brasile che lo accoglie.

È molto emozionato. Sono passati venti anni da quando è

stato la prima volta in Brasile, diciotto dalla seconda, e ha un sacco di bei ricordi. Arriva all'uscita dall'aeroporto e quando si aprono le porte gli sembra di essere ritornato indietro nel tempo. La prima volta aveva 24 anni ed era uno studente di medicina in Erasmus per sei mesi, poi il bis appena due anni dopo. Ora che supera la soglia della porta dovrebbe avere 43 anni ma sembra che non sia cambiato nulla.

Li ricorda ancora. I sorrisi di Beto e Valkiria quando lo hanno visto per la prima volta. Ha capito da subito che erano delle persone meravigliose. Chissà come stanno. Sarà bellissimo rincontrarli.

Appena arrivato, nel 2003, non sapeva ancora parlare bene il portoghese e in macchina ricorda di essere rimasto in silenzio. Ogni tanto Valkiria si girava, gli sorrideva e provava a dirgli qualcosa. Gli indicava delle cose fuori dal finestrino e ogni tanto capiva qualcuna delle parole che diceva. Era molto gentile. Si rivolgeva a Beto e parlavano serenamente. Andrea li guardava da dietro e pensava che forse parlassero di lui, parlavano di quello che avrebbero potuto fargli vedere, mangiare o conoscere del loro mondo. Voleva partecipare anche lui alla conversazione ma durante tutto il tragitto non aveva fatto altro che ripetere che era felice di essere lì. Era l'unica cosa che sapeva dire e che andasse bene per quel momento. Duda lo ha sempre preso in giro per il suo portoghese ma è stato lui a insegnargli come si dicono molte cose.

«Così almeno non dici solo "sono felice di essere qui"» gli diceva continuando a prenderlo in giro.

Quando arrivò per la prima volta nella sua nuova casa, Duda era sulla soglia d'ingresso. Affianco a lui c'era il fratellino più piccolo, Rafael.

Chissà che strano effetto gli farà rivedere anche lui dopo tanti anni. Lui era poco più che un bambino e probabilmente è quello che è cambiato di più. Già quando Andrea tornò la seconda volta, a distanza di appena due anni, era cresciuto a dismisura. Se ha continuato allo stesso modo ora è l'uomo più alto al mondo!

Entrambi, fermi sulla porta, lo guardavano con curiosità mentre si avvicinava. Andrea e Duda avevano la stessa altezza. Entrambi vestivano con una t- shirt, quella di Andrea era blu, quella di Duda a righe arancioni e bianche su un paio di jeans larghi. Si tagliava da solo i capelli che portava corti. Dopo una settimana, li tagliò corti anche ad Andrea.

«Ora sembri uno del posto» aveva detto appena terminato.

Duda tagliava i capelli a tutta la famiglia, tranne che a André, il fratello maggiore, a cui non importava nulla di tenerli in ordine.

Sulla soglia di casa Andrea strinse la mano a Duda e si sorrisero a vicenda. Da quel momento divennero amici.

Memore di quell'episodio, Andrea questa volta non gli ha scritto per dirgli che stava per tornare. Gli ha detto che c'era la possibilità, che forse avrebbe dovuto tenere una conferenza nei mesi a venire, e grazie a questa scusa si era fatto dare le informazioni necessarie. Gli ha chiesto come stavano i suoi, i fratelli, dove vivevano e come andavano le cose in famiglia e a lavoro. Nulla di più di quanto si dicevano quando avevano modo di sentirsi.

«Spero di poter venire presto...» gli aveva detto prima di chiudere.

«Sarebbe bello» ha risposto Duda.

Si sono salutati e hanno chiuso la chiamata. Quello che Duda non poteva immaginare è che il giorno dopo Andrea sarebbe partito per il suo terzo viaggio in Brasile!

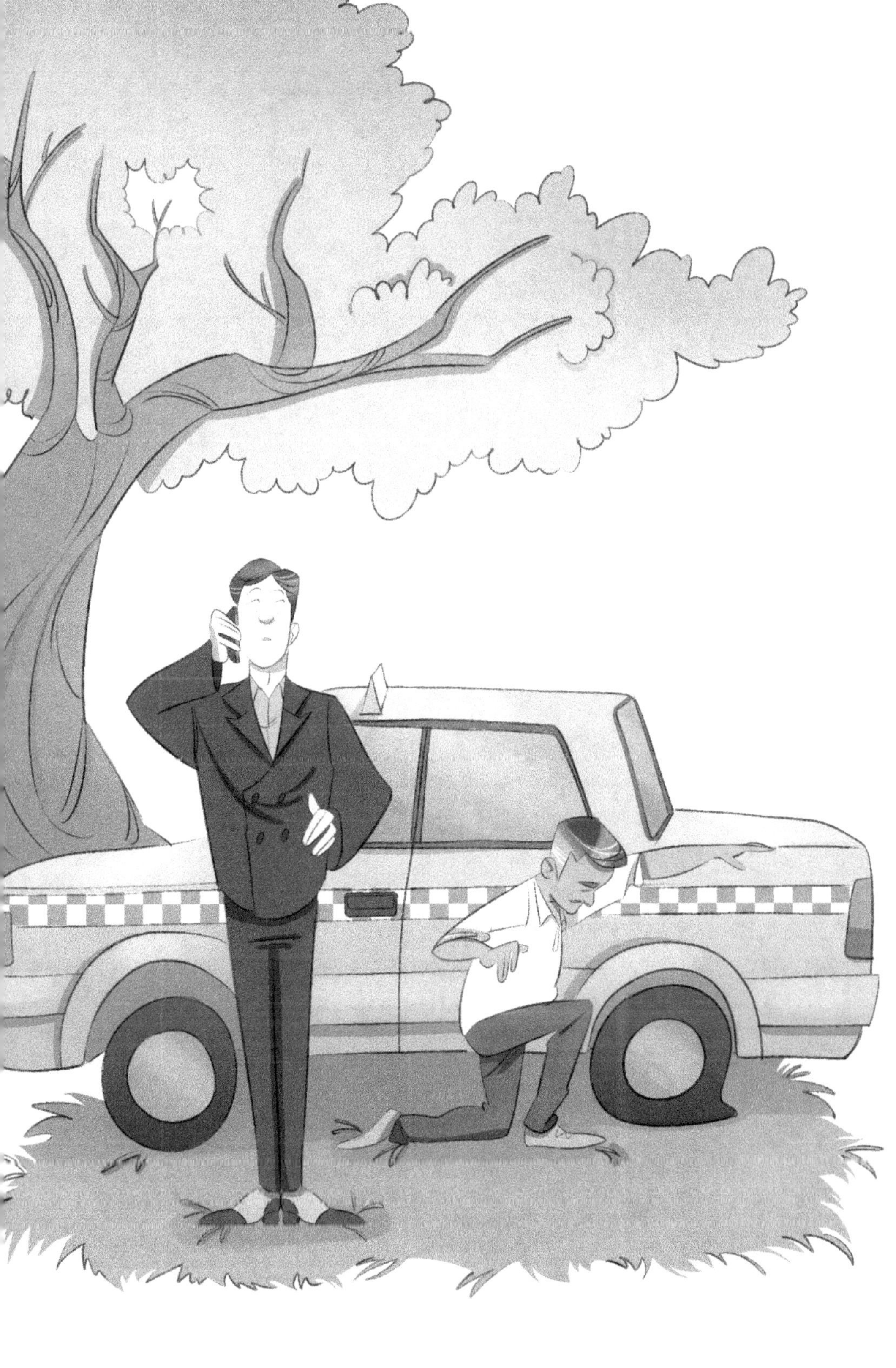

17. Tra glutei e imprevisti

Così questa volta non ci sono né Beto e Valkiria né Duda ad aspettarlo. Non poteva rischiare che finisse come l'altra volta, con gli altri a fargli la sorpresa. Questa volta toccava a lui, e dopo così tanti anni (sperando che lo avrebbero riconosciuto ancora!).

Ad accoglierlo c'è il taxi inviato dall'università. L'autista è gentile e già sa dove portarlo. Andrea scambia due chiacchiere con lui per testare un po' il suo portoghese. Non è facile riprendere confidenza con la lingua, anche se in aereo sembra essere andata bene.

«Prima volta in Brasile?» gli chiede.

«No, è la terza!» gli dice Andrea sorridente. «Ma è da molto tempo che non ci tornavo...»

«Ah la terza volta...quindi le piace il Brasile?» gli chiede.

«Certo che mi piace! Ci ho vissuto dodici mesi...» gli risponde.

«Lo conosce bene allora!» gli dice. «Sempre a Porto Alegre è stato?»

«Si, ero qui a Porto Alegre... poi con Duda, il mio fratello brasiliano, siamo andati anche in altre città del Brasile...ma ce ne sono ancora tante che vorrei visitare...»

«Fratello? Quindi ha la famiglia qui?» gli chiede sorpreso.

Andrea gli sorride. «Si, ho una famiglia anche qui in Brasile...»

«Perché anche? Quante famiglie ha?» gli chiede ancora più sorpreso.

La conversazione ha preso una piega molto divertente. Andrea si rende conto che è strano da sentire se non gli spiega perché è già stato qui, dell'Erasmus e tutto il resto. Così gli racconta di quando è stato qui in passato...

Il primo tratto di strada è sempre lo stesso. Molte cose sono rimaste identiche. In parallelo Andrea fa lo stesso viaggio del 2003 e del 2005, ma nell'ultima parte ci sarà un'ultima deviazione per andare verso l'hotel dove alloggia. Lì avrà modo di sistemarsi al volo e a pranzo incontrerà il rettore dell'università. È tutto come da programma.

La città che scorre fuori dal finestrino lo aiuta a rilassarsi. Il filo di vento che entra non fa che accentuare il piacere. Andrea cerca di non chiudere gli occhi per non risultare scortese verso l'autista. Poi nota un cartellone pubblicitario di intimo da donna e li spalanca. In fila una dopo l'altro ci sono una serie di pubblicità con reggiseni e biancheria intima da donna. È una carrellata delle tipiche forme brasiliane, è impossibile non apprezzare. Ora sì che Andrea ha la certezza di essere tornato nel posto giusto. È sicuro che quel lato B sia naturale, ora ha la giusta esperienza per dirlo!

In generale, per deformazione professionale, quando vede una persona, nota subito se ha avuto dei ritocchi o meno. Ma col tempo ha imparato a tenere a freno la bocca e fare la valutazione tra sé e sé. Una volta, durante il primo anno di specializzazione, ci fu un episodio che gli ha fatto capire come è giusto comportarsi in determinate occasioni.

Era con alcuni colleghi al Motorshow di Bologna e c'erano le ragazze sulle moto. In particolare, Andrea ne notò una che, senza pensarci, indicò spudoratamente dicendo che si fosse rifatta le labbra. Purtroppo, la ragazza lo sentì e non la prese bene. In quegli anni la chirurgia plastica era ancora un tabù e non si sventolava ai quattro venti il ritocco. Per lui che era del settore sembrava non ci fosse nulla di male, ma non tutti erano della stessa idea. Così la ragazza evitava di dirlo per non essere continuamente giudicata. Alla fine, ha capito le sue motivazioni e si è scusato. La sera l'ha invitata a bere una birra e hanno trascorso una piacevole serata a parlare di chirurgia e poi di tante altre cose non legate al lavoro. Anche quello è stato per lui un confronto utile per crescere professionalmente, così come tutti gli incontri che ha avuto nella sua vita. Un chirurgo cresce con i propri pazienti, accumula esperienza col tempo, ma una delle prime cose che ha imparato è che deve saper ascoltare prima di dire la propria. Dall'episodio del Motorshow non commenta mai quello che ha fatto una paziente e non dice mai quello che andrebbe fatto a priori. Si prende il tempo necessario per ascoltare le sue necessità e motivazioni. Poi insieme si valutano tutte le possibilità e dà i suoi consigli.

Con i glutei brasiliani però, questa sua capacità di individuare il ritocco a volte viene messa alla prova! Le forme naturali di cui sono dotate le donne brasiliane spesso sono così perfette e precise da sembrare modellate da un chirurgo. Alcuni suoi colleghi scherzano e sostengono che il lato B si chiami così perché B sta per Brasile! È una teoria che lo ha sempre divertito molto.

Non a caso però i glutei brasiliani sono diventati un punto di riferimento e in chirurgia esiste un intervento che si chiama Brazilian Butt Lift.

Per lui, che in quella nazione ha affrontato parte della sua formazione, il Brazilian Butt non può che essere una delle sue preferite! Poi le scelte, in caso di gluteoplastica, possono essere varie, ma se una paziente gli chiede un consiglio non riesce fare a meno di pensare alla forma rotonda del Brazilian Butt!

Ma mentre con la testa Andrea è altrove e ripensa ai glutei brasiliani che ha importato nella sua attività, è il suo sedere a subire un contraccolpo. All'improvviso, una ruota del taxi si è bucata e l'auto si è inclinata verso destra. Dopo qualche metro, il taxi si ferma e scendono a controllare cosa sia successo. La ruota anteriore destra è completamente lacerata nel centro e si è sgonfiata all'istante.

«Barbari Dade!» sente dire Andrea al tassista tra le tante imprecazioni che non capisce.

Si trovano in una strada di campagna. Per andare verso l'Università ha preso una strada secondaria che permette di saltare il traffico della città. Probabilmente qualche pietra o altro li ha fregati e ora si ritrovano nel mezzo del nulla. Attorno loro c'è solo aperta campagna.

Il tassista evita di guardarlo perché è troppo arrabbiato per l'imprevisto e vuole evitare di fare brutta impressione su di lui. Ha già tirato fuori il cellulare dalla tasca e cerca di chiamare qualcuno. Anche Andrea prende il cellulare ma si rende conto di non avere linea.

«Barbari Dade!» gli sente dire ancora una volta. Andrea non sa neanche se è questa la traduzione giusta della sua imprecazione, ma di sicuro è irritato. Alza il cellulare verso l'alto e si sposta di qualche metro per cercare di prendere qualche segnale. Prova a far partire comunque delle chiamate, ma nulla da fare. Dopo un po' si arrende, sbuffa un'ultima volta e si avvicina.

«Dobbiamo procedere a piedi» gli dice sconsolato.

«Almeno fino a un punto in cui riusciamo a prendere la linea per chiamare...»

«Va bene» gli dice Andrea con tutta calma.

«Se vuole può anche rimanere qui ad aspettare...» gli propone.

«No, no. Preferisco fare due passi» gli dice cercando di strappargli un sorriso. «Ci facciamo una chiacchierata e finisco di raccontarti della seconda volta che sono stato in Brasile...»

18. La chiamata del destino e vecchi legami

«...e qualche giorno fa mi hanno chiamato per tenere una conferenza qui a Porto Alegre, all'Università dove ho studiato! Come facevo a dirgli di no?» sta raccontando al tassista.

«È una bella storia dottore...» gli dice in tono confidenziale. Hanno fatto un po' di metri a piedi e sembra che sia riuscito a darsi pace. «...ma se non troviamo subito una ruota di ricambio non fa in tempo!» gli ricorda preoccupato.

Ha ragione. Sulla tabella di marcia era tutto in ordine, ma ora che hanno avuto questo imprevisto Andrea rischia di saltare il pranzo con il rettore.

«Ora che arriviamo in città può pure prendere un altro taxi se vuole...» gli consiglia.

Effettivamente potrebbe essere una soluzione, anche se gli dispiace lasciare solo quest'uomo con cui sta condividendo questa sfortunata avventura!

«La valigia è nel taxi...» gli viene in mente. «Come faccio?» gli chiede.

«Ah, è vero...» gli dice pensoso. «Però posso sempre portargliela dopo che ho cambiato la ruota!» gli propone.

«Non voglio approfittarne...» gli risponde Andrea.

«Non si preoccupi dottore, sono un tassista, siamo sempre in giro, ci passo sempre dove lei ha l'hotel, per questo conosco questa scorciatoia!» gli dice.

«Solo che oggi non ci è andata bene...» aggiunge rammaricato.

Gli sorride. «Ma non ti preoccupare Bernardo!» gli dice. Mentre parlavano gli ha detto come si chiama e prova a dargli del tu per farlo sentire a suo agio.

Dopo un po' arriva un messaggio sul cellulare di Andrea. Lui e Bernardo sentono il suono e si meravigliano.

«La linea!» esclamano insieme.

Bernardo prende il cellulare e prova a chiamare. Ma dopo un po' sono di nuovo allo stesso punto.

«Ma perché non va...» dice sconsolato.

Anche Andrea provo a fare una chiamata a un numero che gli ha dato ma non va. Sembra quasi una maledizione...

Intanto apre il messaggio e vede che è Duda. "Buongiorno dottò, come stai?" gli ha scritto in italiano. Lo fa spesso, gli piace parlare la sua lingua ed è stato più bravo di lui a impararla nei sei mesi che è stato in Italia.

Quel messaggio sembra un segno del destino. Nessuna chiamata funziona ma il messaggio di Duda gli è arrivato comunque. Allora prova a chiamarlo. Forse i loro telefoni non hanno bisogno della linea!

Dopo alcuni secondo di attesa sento il primo squillo.

«Suona!» dice a Bernardo.

Aspettano che Duda risponda come se fosse la loro ultima possibilità di salvezza! Ma dopo il quinto squillo la chiamata cade. Andrea e Bernardo si guardano sconsolati.

«L'unico numero che funziona non ci risponde... chissà cosa sta facendo Duda!» dice. «Lo sapevo che mi conveniva avvisarlo...»

«Non lo sa che sei qui?» gli chiede Bernardo.

«No, volevo fargli una sorpresa...» gli rivela.

«Che sfortuna!» esclama Bernardo. «Sembra uno scherzo!»

«È vero...alla fine sono sempre io a ricevere una qualche sorpresa!» gli dice mentre un po' gli viene anche da ridere.

«Ma sei sicuro che suonava?» gli chiede dubbioso.

«Certo che sono sicuro...» gli dice sorridendo. «Mica abbiamo le allucinazioni!»

«Sembra che stiamo nel deserto...» dice scherzando Bernardo.

«Vuoi un po' d'acqua?» gli dice per prenderlo in giro.

«Dottore...ma lei non è preoccupato per il ritardo? Come fa a stare così rilassato...»

«Certo che sono preoccupato ma...»

Mentre Andrea sta finendo la frase il cellulare inizia a suonare. Guarda lo schermo e vede che Duda lo sta chiamando.

«...alla fine va tutto bene!» dice a Bernardo prima di accettare la chiamata.

«Duda!» esclama Andrea entusiasta appena risponde.

«Andrè!» gli risponde cercando di simulare un accento napoletano. «Come stai?» gli chiede.

«Tutto bene e spero pure a te! Non puoi capire che piacere ho nel sentirti in questo momento...»

«Di solito non lo hai?» gli chiede scherzando.

«Indovina dove sono!» gli dice per tagliare corto.

«E come faccio a saperlo?» gli dice.

«Indovina!» lo incita.

«Ok...non a Napoli immagino, se me lo chiedi...»

«Bravo...»

«Neanche in Italia?»

«No...neanche in Italia e in Europa...»

«Ma che state facendo?» gli chiede Bernardo sorpreso.

Andrea lo guarda e gli fa cenno di stare tranquillo.

«Ho sentito una voce» gli dice Duda. «È un tuo collega?»

«No... è un amico...» gli dice.

«Ah, un amico...perché hai amici tu?» gli chiede ironico.

«Alcuni si...anche se sono sparsi per il mondo!»

«A Parigi!» prova a indovinare Duda.

«No...»

«Madrid!»

«Neanche...»

Duda inizia a elencare una serie di posti in cui Andrea è stato nella sua vita. Dalla Malesia a ogni altra Nazione del Sudamerica. Nel corso degli anni ha avuto la fortuna di girare tanto. Appena specialista ha lavorato per un'azienda italiana con contatti in tutto il mondo con la quale ha girato moltissimo, visitando tantissime nazioni, anche in pochi giorni! Era una sorta di informatore di prodotti di medicina e chirurgia estetica. Quell'esperienza lavorativa è stata di grande aiuto e in più gli ha permesso di raggiungere tantissimi posti nuovi. Duda ne ricordava alcuni dai suoi racconti e stava provando a elencarli ma senza pensare a quello più facile!

«Duda! Dov'è che però ho veramente degli amici, molti amici, e addirittura una famiglia!» gli suggerisce.

«Cosa...» gli sente dire sottovoce. «Sei qui?» gli chiede sorpreso e incredulo.

«Finalmente!» gli dice.

«Ma perché non me l'hai detto?»

«Volevo farti una sorpresa...»

«Ah, ci sei riuscito...dove stai?»

«In questo momento in una strada di campagna...» gli dice Andrea.

«E che stai facendo?» gli chiede perplesso.

«Sono rimasto a piedi col taxi...» gli dice. «Ti saluta Bernardo»

Mentre lo dice guarda Bernardo che lo osserva accigliato.

«Chi è Bernardo?»

«Il tassista»

«Ah...avete fatto amicizia?»

«Ormai sono bravo a fare amicizia con i brasiliani...»

«Ti vengo a prendere?» gli propone.

«Potrebbe essere un'idea...» gli dice. «Però non mi va di lasciare Bernardo qui da solo, avremmo bisogno di una ruota di ricambio...»

«Ok, ma perché non ha chiamato lui qualcuno dei suoi?»

«Ci abbiamo provato ma l'unica persona che siamo riusciti a chiamare sei tu!»

19. Ritorno di linea

In attesa di Duda, Andrea e Bernardo hanno fatto dietrofront per tornare verso il taxi. Sulla strada di ritorno, che prima sembrava essere fuori dal mondo, Andrea ha iniziato a ricevere numerosi messaggi e chiamate. Il telefono ha preso a vibrare per le notifiche che arrivavano.

«Anche a me ora c'è linea!» gli ha detto Bernardo stupito.

«È finita la maledizione!» gli ha risposto sorridendo.

«Ma com'è possibile...» ripeteva sorpreso sottovoce mentre leggeva alcuni messaggi che gli erano arrivati.

«Probabilmente i telefoni avevano solo bisogno di trovare una torre a cui collegarsi e ora che l'hanno trovata è tornata la linea...» ha Andrea ipotizzato su due piedi.

Bernardo è sembrato convinto della spiegazione - forse ci capiva anche meno di lui di telefoni - e hanno continuato la camminata.

«Pronto amore...sì, sono quasi arrivato...sta venendo a prendermi Duda» ha detto a sua moglie al telefono. «Eh lo so, anche se questa volta era sorpreso, un po' ci sono riuscito a fargliela, solo che poi gli ho dovuto chiedere di venirmi a prendere...» La moglie rideva dall'altra parte del telefono mentre Andrea l'aggiornava sugli ultimi avvenimenti. Poi l'ha salutata e hanno chiuso.

«Fammi sapere se riesci ad arrivare a destinazione!» gli ha detto prima di mettere giù.

Neanche il tempo di chiudere con la moglie che gli è arrivata un'altra chiamata da parte di un paziente a cui aveva da poco fatto un intervento. Andrea è stato a telefono con lui qualche minuto e gli ha dato appuntamento al ritorno in studio.

«Lei riceve un sacco di chiamate dottore...» gli dice Bernardo.

«Eh sì, era quasi una fortuna non avere la linea!» ha detto ironicamente.

«Immagino pure tanti messaggi...» suppone. «Allora lei deve essere un dottore molto importante...che cosa fa?» gli chiede.

«Sono un chirurgo plastico» gli risponde. «Ma non lo so se sono importante!»

«Secondo me sì!» sostiene Bernardo. «La cercano tante persone...secondo me in Italia lei è famoso!» La conversazione con Bernardo sta prendendo una piega molto divertente e sono entrati in confidenza.

«Mi hai ricordato una frase che diceva sempre mio padre...» gli racconta Andrea. «anzi, spesso lo faceva anche come indovinello:" Cos'hanno in comune i medici, gli idraulici e gli elettricisti?"»

Bernardo lo guardava cercando di pensare a una risposta.

«"Le persone li chiamano per ogni piccola cosa!" era la risposta di mio padre e poi scoppiava a ridere...»

«...lui era una medico generico, quindi le persone lo chiamavano per ogni piccola cosa...e questo non gli dava fastidio, però gli piaceva fare questa battuta e quando iniziava a ridere era contagioso, così chi ascoltava non poteva fare a meno di ridere anche lui».

«È vero però...» diceva Bernardo riflettendo sulla battuta.

«Certo che è vera!» gli ha detto. «Solo che lui la faceva riferendosi ai medici generici...invece poi, quando sono diventato chirurgo, ho scoperto che andava benissimo anche per me!»

«Le serve una segretaria!»

Andrea ha riso. «In Italia ce l'ho, ne devo trovare una anche qua in Brasile!»

«Se vuole posso farlo io...» ha detto scherzando.

«La verità è che mi piace avere un contatto diretto con i miei pazienti penso sia la cosa più importante. C'è chi chiama per sapere qualcosa, chi per valutare qualche altro intervento, chi per ringraziarmi, chi anche solo per fare due chiacchiere...» ha detto Andrea pensoso. «Molte pazienti invece mi inviano foto in cui mettono in risalto le loro forme con fierezza. E io sono felice di vedere che sono felici, è il mio obiettivo principale. Significa che ho fatto bene il mio lavoro».

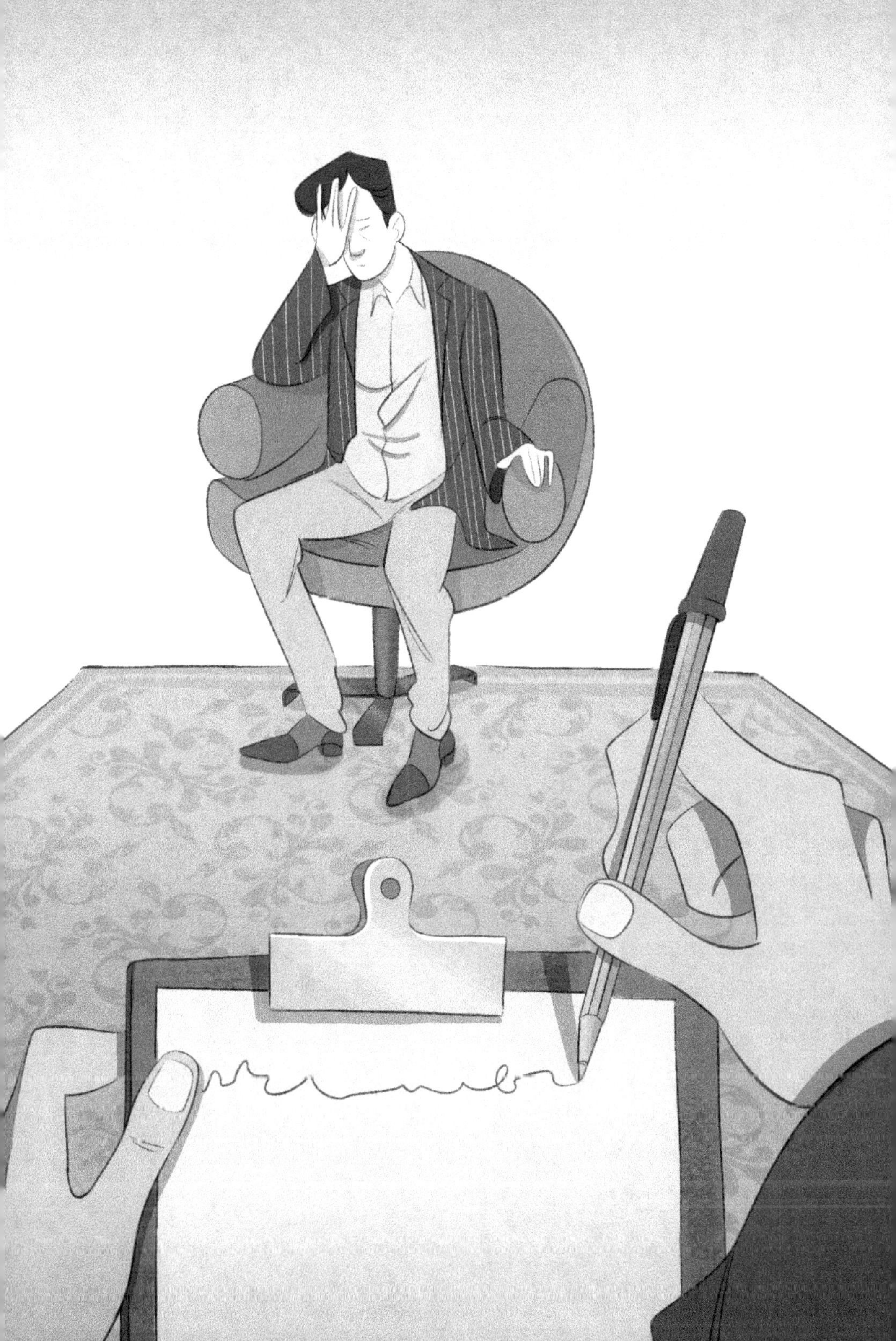

20. La bulimia di affetti

Al suo arrivo Duda è esattamente come Andrea se lo ricordava. Erano passati ormai molti anni dall'ultima volta che si erano visti - stava lasciando il Brasile per la seconda volta - ma lui sembrava essere rimasto identico. E Andrea non si pensa all'aspetto esteriore - qualche capello bianco aveva iniziato a decorare anche la sua chioma - quanto al suo modo d'essere e a ciò che trasmetteva la sua persona. Le sensazioni erano le stesse che aveva avuto la prima volta in cui l'aveva incontrato: due occhi profondi e un sorriso sincero e contagioso. Ma questa volta c'era anche qualcosa in più. In quella situazione di difficoltà il suo arrivo è stato più che un semplice rincontrarsi dopo tanti anni. È andato in suo soccorso e già di per sé la cosa era significativa, ma più si avvicinava e più realizzava cosa effettivamente Duda era per lui. In lui riconosce qualcosa che non ha mai avuto: un fratello del quale fidarsi ciecamente e con cui condividere spontaneamente momenti più o meno belli della vita.

Se fossero parte di un film, quei secondi in cui Duda si incamminava verso di lui sarebbero andati al rallentatore, sarebbero durati il tempo necessario per far comprendere allo spettatore l'importanza di quel momento, magari con una voce fuori campo a sottolineare i pensieri di Andrea. Ed è così che ricorda ora quel momento. Riesce a visualizzarlo chiaramente e a mandarlo avanti e dietro a suo piacimento per rivivere le stesse sensazioni. Lì sull'istante, nella rapidità degli avvenimenti, Andrea ha avuto la sensazione di ciò che stava provando, ma è solo ripensandoci successivamente che ha realizzato cosa significasse davvero: Duda, Beto, Valkiria, André e Rafael, la sua famiglia brasiliana, sono stati il modo in cui ha sostituito quella italiana.

Con loro ha capito di non dover dare per scontato alcuni rapporti con la sua famiglia e che, spesso, certe dinamiche vengono date per scontate e ciò porta a compromettere ciò che magari di buono si è costruito a prescindere che si tratti di un parente, un amico o un amore.

Il fatto di sapere fin da subito che i periodi trascorsi con Duda fossero pro tempore, che il suo ruolo di fratello fosse limitato a quei sei mesi e che probabilmente non l'avrebbe più rivisto, inconsapevolmente gli ha fatto vivere quei momenti con la massima intensità. Era come andare in vacanza a Ibiza per pochi giorni e cercare di partecipare a più festini possibili in quel breve arco di tempo. Così è stato per lui il Brasile: una bulimia di affetti.

In sei mesi si è sparato una bulimia di fratello, una bulimia di mamma e una bulimia di papà. Era come se avesse sempre desiderato un'altra famiglia, ma all'epoca forse si vergognava anche solo ad ammetterlo e probabilmente non ne aveva neanche la piena consapevolezza. È avvenuto tutto in modo piuttosto naturale. Lo hanno trattato fin da subito come uno di famiglia. Gli hanno dato le chiavi di casa, la possibilità di entrare e uscire a qualsiasi ora, la possibilità di chiedere e ricevere consigli. E così il bicchiere di vino che non ha mai bevuto con suo padre l'ha bevuto con Valkiria.

La sera, dopo cena, si mettevano in salotto, lei apriva una bottiglia di vino e chiacchieravano delle loro vite, delle loro ambizioni, Andrea le raccontava delle sue giornate all'università, lei gli parlava dei suoi figli, del fatto che li aveva lontani. Ma nonostante le distanze erano una famiglia molto unita, le occasioni in cui si riunivano erano momenti unici e lui voleva mangiarne il più possibile. Era partito dall'Italia trascinandosi dietro tutti i contrasti con il padre, avvertendo l'assenza della madre, e con i suoi fratelli che recriminavano, mentre in Brasile la situazione si era totalmente trasformata.

Duda si presentava a tutti come il suo fratello italiano -

faceva pure più figo così - e il bicchiere di vino l'ha bevuto con Valkiria che era un'estranea, una persona che conosceva da pochi giorni.

In quel momento si rese conto che stava iniziando ad avvertire una forte e irrefrenabile mancanza di affetto, gli mancavano i suoi genitori.

Un raptus improvviso, una reazione tutt'altro che pragmatica. Qualcosa di incondizionato che lo fece riflettere su quanto in realtà quel bicchiere di vino, fosse un bicchiere amaro. Se fosse stato un sommelier l'avrebbe descritto come un calice pieno di note tristi, una miscela di sentimenti cupi dai toni marmorei. Ecco, un qualcosa di freddo, agghiacciante e per niente digeribile.

Tante volte Beto andava a letto, Duda era a studiare, così loro si sedevano nel salotto e lei, amante dei vini argentini, apriva una bottiglia di Malbec - che ancora oggi Andrea continua a bere - e si facevano dei grossi calici di vino a pensare e parlare di futuro.

La famiglia acquisita gli ha dato l'affetto che non ha mai avuto in Italia; ma sapeva che era una cosa temporanea, che doveva spararsi quanti più "festini" possibili, viversi quanti più affetti in quei sei mesi, perché poi dopo non sapeva se li avrebbe più rivisti.

Tutto ciò contribuiva a rafforzare un altro rammarico: il

rammarico di non poter tornare a casa e chiedere al padre il fatidico "ti vuoi mettere con me?". Non capiva perché era andato così lontano ed era riuscito a farlo con persone che fino a poco prima erano degli sconosciuti. Avrebbe voluto chiedergli perché, ma forse non aveva neanche la maturità e la consapevolezza per poterlo fare. Ma anche se ne avesse avuto la consapevolezza non ne avrebbe avuto la forza, perché è brutto mettere una persona davanti ai propri limiti e Andrea sentiva che parte della colpa era anche sua, perché nei rapporti a due le responsabilità sono da entrambe le parti. Ma questo l'ha compreso solo da grande.

Possiamo dire che una sedia davanti al camino su cui sedersi e confrontarsi manca nella sua famiglia da due generazioni (compreso il bicchiere di vino).

Il padre di Andrea e suo nonno prima di lui, non hanno mai avuto il tempo, la forza, la predisposizione e forse, la voglia, di voler aprirsi per comunicare con i propri figli. Essere sinceri richiede coraggio e spirito di sacrificio. Mostrare un lato scoperto può essere pericoloso, e non si riesce sempre a trovare la forza di fidarsi che qualcuno non ci faccia male. Un nervo teso che si ha paura di scoprire. Una ferita che a fatica si rimargina e che, col tempo, contagia tutto il resto del nostro corpo.

Ricorda sempre le parole dello psicologo che ha

frequentato dopo la morte di suo padre per cercare di mettere a posto i vari tasselli. Lui gli diceva sempre: "come ha vissuto tuo padre? chi era il padre di tuo padre? e chi era la madre di tuo padre?" e lui gli raccontava di suo nonno.

Andava a lavorare per un pezzo di pane, faceva il fattore per una famiglia ricca del paese. Questi a fine giornata gli davano una lira e un pezzo di pane. Quindi la sua vita l'ha dedicata a portare una lira e un pezzo di pane a sette figli e a fare in modo che bastassero per tutti. Non si è mai preoccupato di sedersi vicino a un figlio e chiedergli anche solo come andassero le cose o cosa volesse fare da grande.

Ed è questo il grosso alibi che alla fine Andrea ha dato a suo padre e del quale ha cercato di convincersi per darsi delle motivazioni visto che il contraddittorio non poteva averlo perché ormai non c'era più: nessuno gli ha mai insegnato a fare il papà perché, se avesse avuto un padre che si premuniva di dialogare forse le cose sarebbero andate diversamente. Purtroppo, questo non è accaduto non certo per volontà sua ma perché suo nonno non ne aveva né il tempo e né la forza per farlo dopo una giornata intera a zappare. Andrea sente di non poterne fare una colpa a suo nonno così come non può darne a suo padre. Dall'altro lato lui, da opportunista, troppo a lungo ne ha approfittato per prendere dal padre ciò che gli faceva comodo. Se fosse stato più sentimentale anche lui e, se invece di accontentarsi dei soldi che gli dava per farlo vivere bene lontano da casa, gli avesse chiesto di andarsi a prendere un gelato insieme forse questo avrebbe potuto ridurre la distanza e dare un input maggiore al loro rapporto che in fin dei conti non c'è mai stato. Ma questo è il grande paradosso dell'uovo e la gallina. Sarebbe dovuto partire dal padre lui o poteva partire anche da lui?

E così questa mancanza, e quindi necessità di sentimenti, se l'è portata in Brasile. Era consapevole che quel viaggio per lui era come una luna di miele, che poi sarebbe tornato in Italia e avrebbe ritrovato un padre con cui aveva questo tipo di rapporto, una madre con cui aveva questo tipo di rapporto e persino un fratello con cui aveva questo tipo di rapporto.

Suo fratello gli ha sempre recriminato molti comportamenti. Diceva che lui era più grande e doveva essere Andrea quindi ad instaurare un rapporto con lui. Ma anche qua le suggestioni erano legate a motivi di opportunismo. Quando erano in tempi di pace e aveva bisogno di qualcosa, il fratello bypassava la problematica dialogo per concentrarsi su quella economica. Alla morte di suo padre, quando gli serviva qualcosa era lui il bancomat, però quando era in crisi gli recriminava proprio il fatto che lui fosse solo un bancomat. Era chiaro che c'era qualcosa che non andasse, che il loro rapporto non poteva dipendere dalle necessità del momento, e questo Andrea avrebbe dovuto avere la maturità di dirglielo, di parlarne apertamente.

In un certo senso, alla morte di suo padre, per il fratello Andrea ha preso il suo ruolo in quanto bancomat, ma paradossalmente tra di loro si è venuto a creare un rapporto simile a quello che Andrea aveva con suo padre. Anche suo fratello non aveva mai avuto un grande rapporto con il padre perché l'unica figlia con cui lui ha avuto una relazione degna di nota è stata sua sorella, probabilmente anche perché il legame padre-figlia fisiologicamente è già di per sé più morboso, più pregnante. Quando la sorella di Andrea si avvicinava ai diciotto anni suo padre iniziò ad ammalarsi e suo fratello era ancora piccolo per poter approfondire il discorso allo stesso modo di sua sorella e poi non ne ha più avuto occasione.

Allo stesso tempo, la malattia ha influito in maniera decisiva anche nella relazione di Andrea con suo padre.

Nonostante la distanza affettiva, la malattia è stata in parte una gomma e in parte un acceleratore per i loro rapporti. Hanno dovuto resettare tutto all'istante perché lui aveva bisogno di Andrea per essere curato, aveva bisogno di qualcuno che ragionasse per lui quando non aveva la forza per farlo, qualcuno che potesse aiutarlo a prendere decisioni difficili in quel momento particolare e che potesse supportarlo in ambito medico. Ma ancora una volta, anche e soprattutto in quel periodo, alla fine c'è stato un rapporto che ha avuto tre fasi: da confidente Andrea è diventato vittima e infine carnefice. Inizialmente ha nascosto alcune cose a suo padre per far sì che si operasse, poi hanno iniziato a parlarne, a dialogare, ma improvvisamente è diventato la vittima perché aveva fatto questa scelta per lui, e infine è diventato il carnefice, come se fosse morto per colpa sua.

Andrea ricorda che un giorno - lui che era un uomo che voleva vivere a tutti i costi - gli disse: «Basta, mi hai scocciato, tu sei un egoista che mi vuole far vivere», quando poi Andrea non stava facendo altro che raccogliere una sua esigenza, quella di vivere il più possibile. Ma alla fine la colpa era la sua, diceva che lo torturava, che lo facevo vivere per un suo egoismo. E anche in quell'occasione ha dovuto sentirsi dire delle cose senza avere qualcuno che l o confortasse, senza una madre che gli mettesse una mano sulla spalla e lo supportasse, che gli dicesse di far finta di non sentirlo e continuare a fare ciò che era più giusto. Andrea cercava di fare il massimo per lui, di creargli delle aspettative di vita, ma fino alla fine ha sostenuto che è stato un suo egoismo quello di volerlo curare. Col tempo, ha dovuto metabolizzare il tutto dandogli un senso meno drammatico. Inizialmente è stato difficile da sopportare e non è stato semplice da affrontare, anzi. Sono situazioni complesse nelle quali poi, non avendo più una contro-risposta, ci si ritrova ad avere dei dialoghi con sé stessi. Andrea ha fatto tanti monologhi, poi fortunatamente è arrivato a un momento in cui, come diceva Che Guevara, dobbiamo mettere un punto a quello che non possiamo cambiare. Noi dobbiamo cambiare solo quello che possiamo. Così ha cercato di avere la serenità per tirare fuori tutto ciò che si portava dentro ma senza avere la presunzione di volerlo né spiegare né cambiare. Delle volte, in alcuni momenti di rabbia, il pensiero ritorna lì e ci trova una vena cattiva, ma in altre in cui è più sereno cerca di dargli un'altra lettura. Alla fine ora, quando viene fuori, Andrea sa che deve venire, che c'è quel momento in cui ritorna ed è inevitabile perché non possiamo dimenticare chi siamo e da chi veniamo, ma cerca di essere il più obbiettivo possibile, di non allontanarsi mai da quello che è stato, nonostante l'emotività tenda sempre ad arricchirlo in una direzione o in un'altra. Non è semplice, bisogna mettersi continuamente in discussione e richiede un grande sforzo, soprattutto in assenza di familiari, perché sono cose che devono essere chiarite in famiglia e se non è così si tende a portarsele dietro e a non riuscire mai a distaccarsene totalmente. Questo viene a creare dei vuoti, vuoti che però fortunatamente Andrea ha colmato con gli affetti che ha incontrato lungo la strada. Dalla famiglia brasiliana agli amici o colleghi con i quali ho legato a tal punto da chiedergli di essere suoi testimoni di nozze. A volte si rende conto di avere delle pretese nei confronti di queste persone per lui importantissime, di sentire forte l'esigenza che questi rapporti possano essere forti come quello che ad esempio aveva con Duda. È come se fosse alla continua ricerca di un padre, una madre, un fratello italiano. Ha provato a trasferire l'idea del fratello brasiliano e attualizzarla ad altri amici di turno, ma si rende conto che ci sono due problemi di fondo: il primo è che non ha più l'età per cercare fratelli, per i ritmi e gli impegni che gli impone la vita. Anche se riesci a sentirli tutti i giorni non è possibile replicare quella presenza, esserci allo stesso modo di un fratello che ti accompagna negli anni della crescita; il secondo problema è che probabilmente lui un padre, una madre, un fratello li ha già. Saranno sbagliati ma quelli sono, non è che possono essercene altri al posto loro.

Un suo amico buddista incontrato da poco gli ha detto che "sono i figli a scegliere i genitori". All'inizio questa frase lo ha scombussolato ma poi crede di averne capito il senso e allora ha deciso di chiamare sua madre, dopo ben quattro anni che non la sentiva. Era il 26 dicembre, durante le feste di Natale. Un motivo in più per sentirla vicina. Le delusioni, i rancori, i rimorsi, il dolore, l'odio, sono sentimenti che logorano lo spirito e l'anima e giunto ad una certa età Andrea non può permettersi di logorare ancora sé stesso e tutti quelli che lo circondano.

Se poi un amico che ritiene un fratello lo delude ci rimane male, ma alla fine si dice: "se mi ha deluso il mio vero fratello, figurati un estraneo". La sintesi è che in fin dei conti Andrea non ha più l'età, la forza e non ci sono più le condizioni necessarie affinché ciò avvenga. E crede in fondo non sia neanche così giusto cercarle. La pretesa di trovare a tutti i costi un altro affetto solo per riempire un vuoto non ha motivo di esistere per gli altri ma è una pretesa solo sua e in quanto tale non può funzionare. Quel vuoto, anziché una mancanza, può divenire uno spiraglio, uno spazio da riempire spontaneamente, in totale libertà, con nuovi affetti. Ma senza forzature, piuttosto con la naturalezza con cui nascono i veri rapporti, quelli coltivati quasi senza accorgersene e che realizzi quando hanno preso completamente forma e te li ritrovi davanti, per le strade del Brasile, con le sembianze di Duda.

Quanto Duda lo vide non perse occasione per scherzare con lui subito:

«Addirittura con la camicia!»

«In realtà ho anche la giacca» Gli rispose a tono. Il loro sorriso complice era sempre lo stesso.

Andrea lo invitò alla conferenza su due piedi. E lui accettò senza remore, pronto a stargli vicino in un momento così importante.

«Vengo solo per vederti con la giacca e la cravatta».

Partirono insieme verso il centro della città. Tutto sembrava non essere cambiato, la luce, la gente, i rumori, lo fecero volare indietro nel tempo. Adesso però la consapevolezza era diversa e anche il suo spirito, temprato da anni di esperienze e di conquiste. Nonostante la gioia nel rivivere quei posti e quelle sensazioni, quella nube insolita di sfortuna sembrava non mollarlo un secondo. Ogni semaforo incontrato per la strada era rosso e il tempo iniziava ad andare sempre più veloce. Fare tardi alla conferenza avrebbe compromesso la sua credibilità. Era un tipo puntuale e preciso e non se lo sarebbe perdonato. Ma la compagnia di Duda lo lasciava ben sperare e dopo aver lasciato Bernardo nei pressi di un'officina, si catapultarono all'università. Scesi di corsa mentre Duda stava ancora parcheggiando, Andrea si allacciò la cravatta mentre saliva di corsa le scale dell'ingresso. Quasi inciampava nei lacci slacciati delle scarpe. Era sudato e visibilmente scosso ma quando entrò nell'androne del palazzo prese un bel respiro. Non poteva perdersi l'occasione di assaporare quel momento. Tutto si fermò.

Andrea sentì una mano sulla spalla. Duda era lì, al suo fianco. La vera fortuna, in tutte queste esperienze brasiliane, è aver trovato persone come lui e la sua famiglia capaci di farlo sentire sereno semplicemente con un sorriso e una mano sulla spalla.

21. Mi è andata di culo

Una figura snella gli va incontro allargando le braccia. Duda intanto sta rifinendo il suo nodo alla cravatta. È il Rettore che lo accoglie a braccia aperte.

"Dottore, finalmente! Credevo ci avesse abbandonati sul più bello".

"Il bello deve ancora venire" Gli sembrò una frase carina da dire ma se ci ripensa poteva facilmente essere fraintesa.

Lo scortò all'ingresso dell'aula magna. Andrea era teso e sentiva di aver bisogno di ulteriore tempo per metabolizzare il momento. Duda lo guardò e gli augurò un in bocca al lupo, guardandolo dritto negli occhi. Andrea annuì col capo e attese di essere annunciato.

Il Rettore salì sul palco e attirò l'attenzione della folla. Calò il silenzio. C'erano circa 200 persone tra professionisti, colleghi, studenti e persino la stampa. Dopo aver sentito il suo nome Andrea salì sul palco accolto da scroscianti applausi.

Da lì in poi buio. Non ricorda niente. Solo di aver ringraziato tutti e di aver ritirato una bellissima targa in oro con sopra inciso il suo nome, la data e il luogo. Lì si rese conto di essere molto lontano dal "cortile domestico".

Dopo fu tutto in discesa e quella nube di sfiga finalmente era andata via. Svanita nel nulla.

Duda era in prima fila, gli occhi pieni di orgoglio e le mani rosse dagli applausi. Andrea scese dal palco circondato da sguardi ricchi di stima e rispetto, nell'ammirazione più totale. Andrea, un medico della provincia di Napoli, giunto in Brasile per tenere una conferenza internazionale, circondato da colleghi desiderosi di scambiare una parola con lui. Non poteva andare meglio. O forse sì?

Duda lo scortò fino all'auto e col sorriso stampato in volto gli disse: "le sorprese non sono finite, ne ho organizzata una che sono certo ti piacerà".

Finalmente Andrea allentò il nodo alla cravatta e abbassò il finestrino. Tolse la giacca e le scarpe e mise i piedi sul cruscotto. Il vento gli accarezzava i capelli e la costa si stagliava imponente e colorata sotto i suoi occhi. L'aria era fresca e sentiva finalmente una parvenza di felicità. Durante il tragitto verso questa meta ignara lui e Duda ricordarono del passato e di quanta fatica bisogna fare nella vita per raggiungere quei pochi momenti in cui tutto sembra essere al posto giusto. Man mano che andavano avanti quelle vie ritornavano alla sua memoria. La sorpresa era ormai svanita. Aveva capito la destinazione. Stavano tornando a casa.

Giunti al cancello Andrea rimise le scarpe e sgranò gli occhi. Beto e Valkiria erano già fuori ad aspettarlo. Più invecchiati, certo, ma sempre radiosi e vispi. Valkiria gli corse incontro e lo strinse con una forza inaudita per una signora della sua età. Beto si aggiunse avvolgendoli con le sue braccia. Gli diede uno schiaffo sul volto e Valkiria una carezza. Rimasero a guardarsi in silenzio per qualche secondo e subito dopo, dalla casa, spuntarono anche Rafael e André che corsero ad accoglierlo: "eccolo il grande dottore napoletano".

Si sentivo lusingato di tanta accoglienza ma allo stesso tempo non era a disagio, si sentivo a casa. Duda prese i bagagli e li portò dentro.

La tavola era già pronta, ricca di cibo e ovviamente di churrasco e pastel. Non poteva crederci. Valkiria lo guardò con uno sguardo soddisfatto, ansiosa di poter finalmente scambiare qualche parola con lui. Mangiarono e bevettero a volontà, tra risate fragorose e qualche lacrima di commozione per il tempo trascorso. Gli raccontò del suo amore, della sua carriera, di alcuni aneddoti divertenti ma soprattutto, fece loro tante domande. Era curioso di sapere come se la fossero cavata in quel periodo così lungo e scoprì subito che per loro essere nonni era la gioia più grande che potessero desiderare. Genitori e nonni fantastici, premurosi, ricchi di attenzioni. Le foto dei loro nipoti tappezzavano la casa e tra queste, anche quelle del passato.

Valkiria lo prese sottobraccio e lo portò nel vecchio studio di Beto dove, alle pareti, erano appese decine di foto sue con i loro figli. Riguardarsi in quel periodo gli fece venire una pelle d'oca che ricorda ancora oggi sulle braccia.

Guardando tutte quelle foto gli venne da ripensare alla sua intera vita. Tantissimi flash, tantissime lacrime, tantissime risate. Valkiria lo lasciò da solo, capendo senza che glielo dicesse che voleva assaporare quel momento in intimità. Dopo rientrò e mise una musica dal giradischi, invitandolo a bere un bicchiere di vino con lei.

Parlarono per ore. Sempre bella, affascinante, materna, saggia e premurosa. Duda e gli altri erano sul divano a guardare una partita mentre Beto era fuori a giocare con i nipotini. Andrea pensò a sua moglie e alla fortuna che ha avuto nell'averla incontrata. Pensò a quanto sarebbe bello costruire tutto questo insieme a lei e al tempo che potranno trascorrere insieme.

Ecco. Quella era la famiglia che voleva. A ripensarci però, può dire che quella era la famiglia che aveva. Avrebbe potuto costruire anche lui tutto questo con sua moglie e da quel momento in poi si sarebbe adoperato con tutte le sue forze per poterlo fare.

Giunto alla fine di questo viaggio però si rese conto che le mancanze avute, gli ostacoli superati e le continue catarsi personali lo hanno portato a capire che nel buio si può trovare la forza per accendere la luce.

In fondo deve ringraziare anche la sua vera famiglia, per avergli dato la possibilità di adoperarsi da solo e di costruire mattone dopo mattone la sua vita e il suo futuro senza alcun tipo di aiuto.

È nelle avversità che si capisce il proprio valore e spesso ci si imbatte nel proprio destino sulla strada presa per evitarlo. Andrea ha capito questo grazie ai "no" di suo padre, alla carenza di affetto di sua madre, all'opportunismo dei suoi fratelli e all'appoggio che avrebbe voluto ma che non ha mai ricevuto.

Andrea si è fatto da solo e ha potuto farlo solo grazie alle carenze della sua famiglia. Magari oggi sarebbe stato invece un uomo viziato, capace solo di vivere sulle spalle degli altri, magari oggi sarebbe diventato una persona non così forte e determinata, magari avrebbe fatto delle scelte più facili e avrebbe perso tante occasioni per mettere alla prova il suo valore e misurare la sua qualità come professionista ma soprattutto come uomo.

Ora Andrea ha un obbiettivo nuovo. Questo viaggio gli ha fatto capire che si è veramente padroni di una teoria quando si è in grado di divulgarla, ed è proprio questo quello che vuole fare: insegnare e formare generazioni di chirurghi attraverso il suo metodo e tramandare il suo percorso.

Per formarsi ha peregrinato in lungo e in largo e ne va fiero nonostante i limiti che spesso gli sono stati sbattuti in faccia. Vorrebbe creare un luogo dove altri medici possano andare per attingere nozioni e pratiche utili alla loro formazione e poter così lasciare finalmente il segno. Un segno che ci sarà anche quando se ne andrà da questa terra.

Dopo tutto, nonostante le avversità, nonostante i rimorsi e i traumi che dopo anni è stato in grado di sconfiggere, nonostante il tempo trascorso in fretta che ha cercato di fermare, può dire, a gran voce, che nella vita, gli **è proprio andata di culo.**